完善青少年生殖健康服务政策的研究

组编 江苏省卫生健康发展研究中心
国家卫生健康委避孕药具警戒与生育力监测重点实验室
江苏省生育力保护与卫生技术评估重点实验室

主编 吴玉璘　崔　林

东南大学出版社
SOUTHEAST UNIVERSITY PRESS

·南京·

内容简介

本书旨在对我国当前青少年生殖健康服务政策进行系统整理，评估其实施成效，关注青少年群体对生殖健康服务的迫切需求，深入分析现有政策体系的特点及存在的问题，并提出相应的政策改进建议，为政府制定和优化相关政策提供基于证据的支持。

本书的读者对象包括青少年生殖健康服务的提供者、政策研究者以及政策制定者等。

图书在版编目（CIP）数据

完善青少年生殖健康服务政策的研究/江苏省卫生健康发展研究中心，国家卫生健康委避孕药具警戒与生育力监测重点实验室，江苏省生育力保护与卫生技术评估重点实验室组编；吴玉璘，崔林主编. --南京：东南大学出版社，2024.12.--ISBN 978-7-5766-1729-0

Ⅰ. R339.2

中国国家版本馆CIP数据核字第2024PB3856号

责任编辑：张新建 责任校对：子雪莲 封面设计：余武莉 责任印制：周荣虎

完善青少年生殖健康服务政策的研究

Wanshan Qing-shaonian Shengzhi Jiankang Fuwu Zhengce De Yanjiu

组 编：	江苏省卫生健康发展研究中心	
	国家卫生健康委避孕药具警戒与生育力监测重点实验室	
	江苏省生育力保护与卫生技术评估重点实验室	
主 编：	吴玉璘 崔 林	
出版发行：	东南大学出版社	
出 版 人：	白云飞	
社 址：	南京四牌楼2号 邮编：210096 电话：025-83793330	
网 址：	http://www.seupress.com	
经 销：	全国各地新华书店	
印 刷：	徐州绪权印刷有限公司	
开 本：	700 mm×1 000 mm 1/16	
印 张：	10	
字 数：	180 千字	
版 次：	2024 年 12 月第 1 版	
印 次：	2024 年 12 月第 1 次印刷	
书 号：	ISBN 978-7-5766-1729-0	
定 价：	100.00 元	

本社图书若有印装质量问题，请直接与营销部调换。电话（传真）：025-83791830

编委会

组　编

江苏省卫生健康发展研究中心
国家卫生健康委避孕药具警戒与生育力监测重点实验室
江苏省生育力保护与卫生技术评估重点实验室

主　编

吴玉璘　崔　林

编　委

江苏省卫生健康发展研究中心

吴玉璘　崔　林　杨月华　林　宁　巴　磊　张学宁
张　敏　周　健　姜志欣　周　青　刘帅妹　封　婕
庄咏梅　周定杰　徐晓燕　梁　爽　徐　宁　张　磊
傅雅丽　陈　妮　施雯慧　王　侠　杨　雪

南京师范大学

沈　婕　杨　飞　王　嘉　朱凤臻　张君瑞　周静怡
肖晨欣　刘　琪　蒋福奎

南京医科大学

陈鸣声　杨　帆　万　程　黄若尘　张佳敏

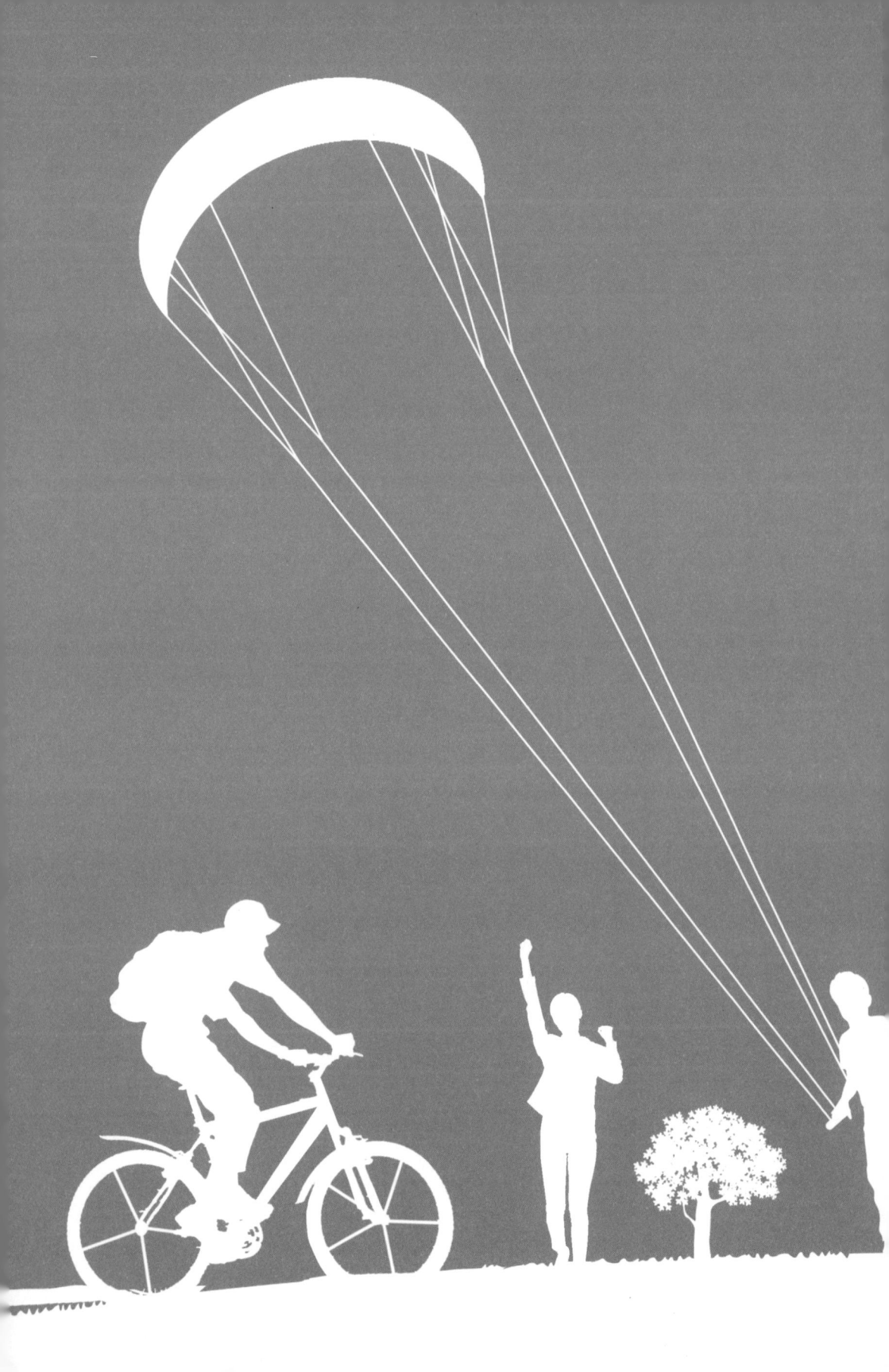

前言

　　青少年是我国未来社会生育的主体，促进青少年生殖健康是实施健康中国战略、推动人口长期均衡发展以及实现家庭和谐幸福的必然要求。我国现有的生殖健康促进相关政策虽已覆盖青少年人群，但政策客体中明确表述为"青少年"的较少；同时，我国青少年无保护性行为、非意愿妊娠、人工流产等问题突出，这提示青少年生殖健康状况依然不容乐观，青少年生殖健康的服务需求未得到充分满足。

　　2024年，国家卫生健康委员会组织开展人口高质量发展研究揭榜攻关活动，江苏省卫生健康发展研究中心积极响应，申报的"完善我国青少年生殖健康服务政策的研究"项目成功入围。此研究对当前我国青少年生殖健康服务政策进行梳理，评估政策实施效果，聚焦青少年群体对生殖健康服务的迫切需求，剖析已有政策体系的特点及存在问题，并提出政策完善建议，为政府制定和优化青少年生殖健康服务政策提供循证依据。

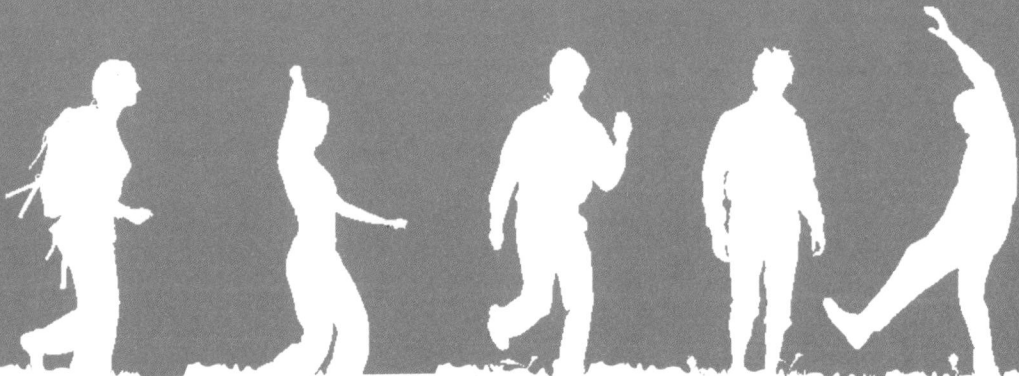

课题组联合江苏省人口学会、南京师范大学、南京医科大学等高校及科研院所的相关科研团队，综合运用文献研究、政策文本分析、问卷调查和深度访谈等方法，梳理分析当前我国青少年生殖健康服务政策，构建政策研究的多维分析框架和科学合理的评价指标体系，从政策的覆盖人群和服务内容、服务的可及性和可负担性、政策的供给需求契合度和认可度等方面综合评价现有青少年生殖健康服务政策的实施效果，分析存在的问题及不足，提出完善青少年生殖健康服务政策的建议，不断提高青少年生殖健康服务政策的覆盖面、执行力度和回应性。

　　本书汇编了课题研究成果，旨在为从事青少年生殖健康研究以及为青少年提供生殖健康服务的专业人员提供参考。本书编撰难免存在不足，敬请指正。

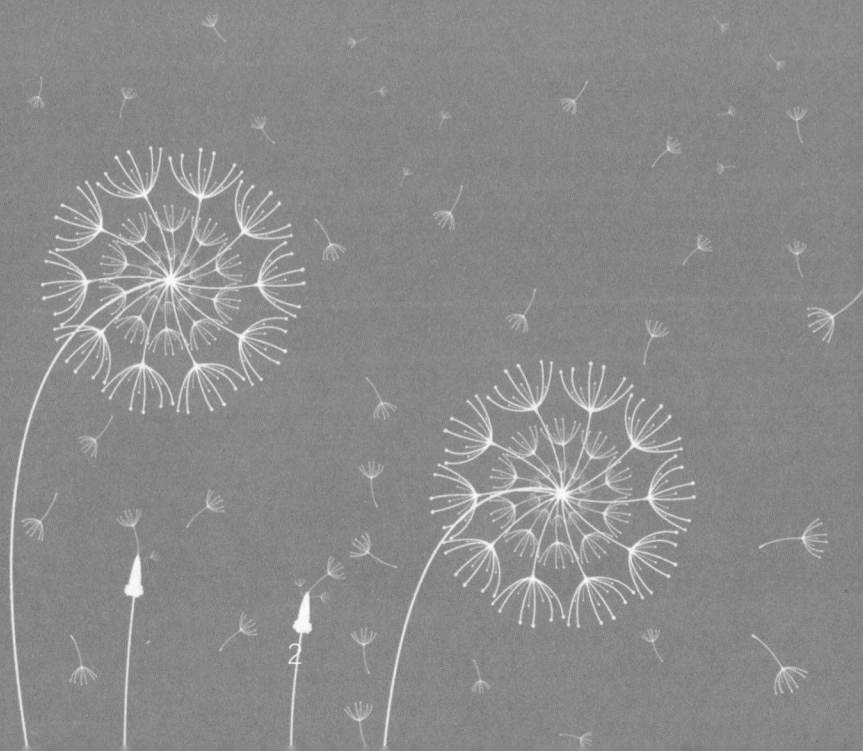

目 录

第一章 绪 论

1.1 研究背景

1.1.1 我国政府高度关注青少年生殖健康

生殖健康是人类健康的重要内容之一，不仅关系到公众的性健康和生育健康，也与后代的健康密切相关，是保障青少年性与生殖健康权利的现实基础。早在1989年，世界卫生组织、联合国人口基金和联合国儿童基金就联合提出了"青少年生殖健康"的活动战略，强调要了解青少年的健康需求，增加容易为青少年接受的卫生服务项目，提高和完善各类健康服务体系。我国政府对此高度重视，在该领域颁发了一系列政策文件，中共中央、国务院于2016年印发了《"健康中国2030"规划纲要》（简称《纲要》），提出要坚持以人民健康为中心，站在大健康、大卫生的高度，围绕健康影响因素确定《纲要》的主要任务。《纲要》指出：普及健康生活，减少不安全性行为，以青少年、育龄妇女人群为重点，开展性道德、性健康和性安全的宣传教育和干预，加强对性传播高危人群的综合干预，减少意外妊娠和性相关疾病的传播。同年发布的《中国落实2030年可持续发展议程国别方案》（简称《国别方案》）中明确将生殖健康纳入国家战略和方案，更特别强调针对青少年等人群提供性健康、性道德、性安全的宣传教育和干预，确保生殖健康服务的可及性和可利用性，成为中国推进落实生殖健康的行动指南。2021年《中共中央、国务院关于优化生育政策促进人口长期均衡发展的决定》强调"促进生殖健康服务融入妇女健康管理全过程"，为青少年获得高质量、全面的生殖健康服务，促进生殖健康提供了保障。

1.1.2 非意愿妊娠的高发生率与低龄化阻碍青少年生殖健康水平提升

近年来，尽管国家已在政策制定上高度重视青少年生殖健康服务，但目前青少年生殖健康状况仍面临严峻挑战。根据国家统计局公布的第七次全国人口普查（2020年）的结果，我国15~24岁青少年总人数约有1.47亿人，占全国总人口数的10.46%。

随着改革开放，中国社会和经济飞速发展，传统的对于性和性行为的态度发生了变化，婚前性行为在青少年中大幅增加，首次性行为的年龄随之逐渐提前，导致青少年非意愿妊娠及人工流产发生率上升。研究显示，我国青少年首次性行为出现低龄化趋势，15~24岁青少年性行为报告率已高达21.6%，其中54.2%的青少年首次性行为发生在18岁之前。但由于缺乏生殖健康知识，无保护性行为、非意愿妊娠、人工流产甚至性传播疾病的风险增加。在发生过性行为的青少年中，36.0%的首次性行为未采取任何避孕措施，即使采取避孕措施，也更倾向于使用避孕套、体外射精、安全期避孕等容易失败的方法。而未婚青少年每年人工流产近400万人，占我国人工流产总数的40%，其中19%有多次流产经历，这严重影响了未婚女性的生育力。

一项覆盖中国30个省份的研究报告表明，在怀孕12周内寻求人工流产的青少年（13～19岁）中，39%的人正在进行重复流产，这给女性带来严重的身心损害，甚至可能造成终身不孕或各种严重并发症。青少年人工流产、重复流产已成为一个被广泛关注且亟待解决的社会问题，也是影响我国女性青少年生殖健康的重大公共卫生问题之一。

1.1.3 在青年生殖健康医疗服务的可达性问题上面临诸多挑战

随着全球化进程的加快和经济的迅猛发展，城市化进程在全国范围内迅速推进。以南京市为例，作为中国东部沿海地区的重要城市，南京市在经济、文化、交通等方面取得了显著成就，城市建设和公共服务体系不断完善。然而，伴随着社会经济的飞速发展和人口结构的深刻变化，南京市在生殖健康医疗服务方面，特别是青年生殖健康医疗服务的交通可达性问题上面临诸多挑战。探讨青年生殖健康医疗服务的交通可达性问题，对于优化城市医疗资源配置、提升公共卫生服务质量具有重要意义。

南京市作为中国著名的历史文化名城，凭借其悠久的历史遗产和丰富的文化积淀在国家历史和现代化建设中占据重要地位。在现代化进程中，南京市面临着城市化带来的生活方式变化和公共服务需求增长等新的社会发展挑战。在这一背景下，青年群体作为社会发展的重要力量，正经历着生殖健康的关键发展阶段。根据最新的调查数据，南京市青年群体在避孕措施使用、性健康教育等方面存在着一些问题，这些问题不仅直接影响个人的生活质量，也对未来一代的健康成长具有深远影响。南京市拥有多家综合性医院、专科医院和社区卫生服务中心，能够提供较为全面的生殖健康服务。然而，由于城市发展的不均衡，医疗资源的空间分布存在明显差异，特别是在城市的边缘地区和一些交通不便的区域，青年群体难以便捷地获得高质量的生殖健康服务，面临着就医难、就医远的问题，这不仅影响了他们的健康，也在一定程度上加剧了社会不平等。如何在有限的医疗资源中有效兼顾青年的生殖健康需求，是南京等城市普遍面临的挑战。

1.1.4 供需双方偏好差异是影响人工流产服务水平与患者满意度的重要因素

据估计，全球范围内约有一半的人工流产是不安全的，每年导致 13% 的孕产妇死亡。其中，41% 的不安全流产发生在依赖父母谋生的年轻妇女身上。她们往往处于弱势地位，难以就人工流产问题作出决定。各国青年妇女的人工流产决策均受到多种外部因素的影响，其中父母和医生的影响最大。在我国传统的"家文化"背景下，患者的治疗决策等同于一个家庭的治疗决策，家属往往作为患者的陪同者或代理人参与决策，具有不可或缺的作用。我国开展的临床决策模式调查研究显示，近 50% 的医疗决策主要依靠医生决定，几乎所有患者家属会参与临床决策沟通。在整体的治疗决策中，患者的参与程度较低，常处于被动地位。2016 年，由中国医药卫生体制改革联合研究合作方提出的"以人为本的一体化服务（people-centered and integrated health care, PCIC）"模式指出，要有针对性地满足患者及其家庭的需要，精准制定医疗决策、分配医疗卫生资源，同时帮助患者提高健康素养与自我决策能力，进行自我健康管理，更多地参与医疗服务制定过程，提高患者满意度与健康结果。因而了解供需双方偏好差异，提高青少年人工流产服务质量，赋权患者，使其积极参与疾病管理，对提高患者的就诊依从性和满意度具有重要意义。

1.1.5 人工流产及其近远期并发症给社会带来沉重的经济负担

人工流产是世界范围内生殖健康领域优先议题之一，广泛存在于世界各国。我国每年有 900 万左右的人工流产，重复流产比例超过一半，而且年轻未育比例高。人工流产（包括药物流产）可以引发输卵管不通、宫腔粘连、子宫内膜异位症等并发症，还可能导致女性继发不孕，多次重复人工流产导致并发症及继发不孕的风险更高。在使用辅助生殖技术的患者中，有人工流产史者占 88.2%。有人工流产史特别是多次人工流产的妇女怀孕后，自然流产、早产、胎盘异常及低体重儿等不良妊娠结局的发生风险也明显升高。因而，人工流产及其近远期并发症严重影响了女性的生殖健康，同时给社会带来了沉重的经济负担。

1.2 研究问题

近年来，尽管国家已在政策制定上高度重视青少年生殖健康服务，但目前青少年生殖健康状况仍面临严峻挑战，在政策制定、执行等方面存在一些现实难点，主要包括：政策客体和服务内容不明晰，覆盖面不广；政策宣传不充分，知晓度不高；政策转化利用存在障碍，资源配置和组织保障不到位。在现有人口发展形势下，更广泛地满足青少年对生殖健康的需求，为青少年提供更早、更全面的生殖健康服务，在前端保护好青少年生育力、做好生育资源储备，加强对青少年避孕、人工流产等生殖健康服务政策的制定完善和转化利用已势在必行。

1.3 研究意义

1.3.1 保障青少年生殖健康离不开宏观政策的落实和推进

国家层面的政策文本体现青少年生殖健康政策的顶层设计，也是地方政策落实执行的导向，对现行国家层面的青少年生殖健康服务政策进行文本量化分析，多维度探讨政策内容的覆盖面，可为进一步完善我国的青少年生殖健康服务政策提供参考。

1.3.2　有利于提高青少年非意愿妊娠终止服务质量

通过研究供需双方对青少年非意愿妊娠及终止服务的偏好，可以更好地了解青少年在面临非意愿妊娠时的实际需求和期望，促进医疗卫生服务体系向"以人民健康为中心"方向转变。这有助于改进现有的生殖健康服务，提升服务的有效性和可及性，从而减少青少年非意愿妊娠带来的负面影响。

1.3.3　有利于减少非意愿妊娠所带来的社会与经济成本

通过深入了解青少年在人工流产服务中的偏好和需求，可以提高青少年就诊时的依从性。此外，医务人员可以有针对性地提供医疗服务，从而降低青少年非意愿妊娠所带来的社会和经济成本。同时，本研究也可以直观地揭示人工流产所带来的直接医疗经济负担，为相关政策的制定以及卫生资源的合理配置提供重要的参考依据。

1.3.4　有助于生殖健康医疗服务优化资源配置

通过揭示在生殖健康医疗服务分配上的区域差异，为政策制定者提供科学依据，促进医疗资源的均衡配置。其次，研究结果可以为相关部门制定或优化交通规划提供参考，提升公共交通服务效能，强化医疗服务可达性。此外，通过分析青年的生殖健康需求和交通可达性问题，能够提高全社会对青年生殖健康问题的关注度，促进社会各界共同努力，营造一个更加健康、和谐的社会环境。

1.3.5　有助于提升青少年生殖健康服务政策的回应性

深入理解青少年在生殖健康方面的需求热点和个性化需求，结合现有政策，进行需求与政策重点的契合度分析，有助于发现两者间的差异，从而推动政策与青年需求更好地对接。通过评估政策普及度与接受度，系统识别关键影响因素，比较不同特征群体的差异，为政策的精准制定和有效实施提供科学依据，有助于提升政策的回应性，确保青少年能够获得适宜的生殖健康服务，促进其健康和福祉。

1.4 研究目标和内容

1.4.1 研究目标

1.4.1.1 梳理分析青少年生殖健康服务政策，构建政策研究的多维分析框架和科学合理的评价指标。

1.4.1.2 综合评价青少年生殖健康现有服务政策实施效果，分析存在的问题及不足，提出青少年生殖健康服务政策完善建议，不断提高服务政策的覆盖面、执行力度、回应性。

1.4.1.3 研究成果为政府制定及调整相关政策提供决策支持；为卫生健康行政管理部门科学评价本地区青少年生殖健康服务水平提供理论依据。

1.4.2 研究内容

1.4.2.1 青少年生殖健康服务政策的覆盖面研究

检索常用政策库与官方网站，梳理现有的青少年生殖健康服务政策文件与文献，分析政策力度、政策目标、政策措施等，了解青少年生殖健康服务政策所关注的重点；采用政策文本分析法，总结青少年生殖健康服务政策框架，从不同角度分析青少年生殖健康服务政策的覆盖人群和服务内容及国内外差异。

1.4.2.2 青少年生殖健康服务的空间可及性研究

面向生殖健康服务政策制定者和服务提供者开展半结构化式访谈，结合卫生健康系统信息平台大数据，获取青少年避孕、流产保健等生殖健康服务信息。用科室设置、人员配置、设备配置、场所设置等综合指标评估服务能力，以青少年为需求方，通过两步移动搜索法分析不同地区青少年生殖健康服务的空间分布特征，评估服务机构的空间可及性，测算适配度。

1.4.2.3 青少年人工流产服务的可负担性研究

通过调查问卷中的可负担性模块，向生殖健康服务提供者了解生殖健康服务总费用、个人筹资负担比重；向青少年了解其可支配收入、医疗保险与社会保障等情况；参考 WHO/HAI 可负担性的研究方法，获得我国青少年生殖健康服务的可负担性状况。

1.4.2.4　青少年生殖健康服务政策的回应性研究

（1）生殖健康服务需求情况

通过网络文本挖掘和文献分析，构建社会网络图谱，了解青少年生殖健康服务需求热点，识别青少年群体对生殖健康服务的个性化需求；与政策分析数据库中现行服务政策关注的重点进行契合度分析，比较个性化需求和政策关注重点的差异程度。

（2）生殖健康服务政策的知晓度和满意度

通过调查问卷中的回应性模块，了解青少年对生殖健康服务政策的知晓度和满意度指标情况，分析相关影响因素，比较不同特征青少年群体对现行生殖健康服务政策的了解程度与认可度差异。

1.4.3　研究技术路线图

研究技术路线图如图 1-1。

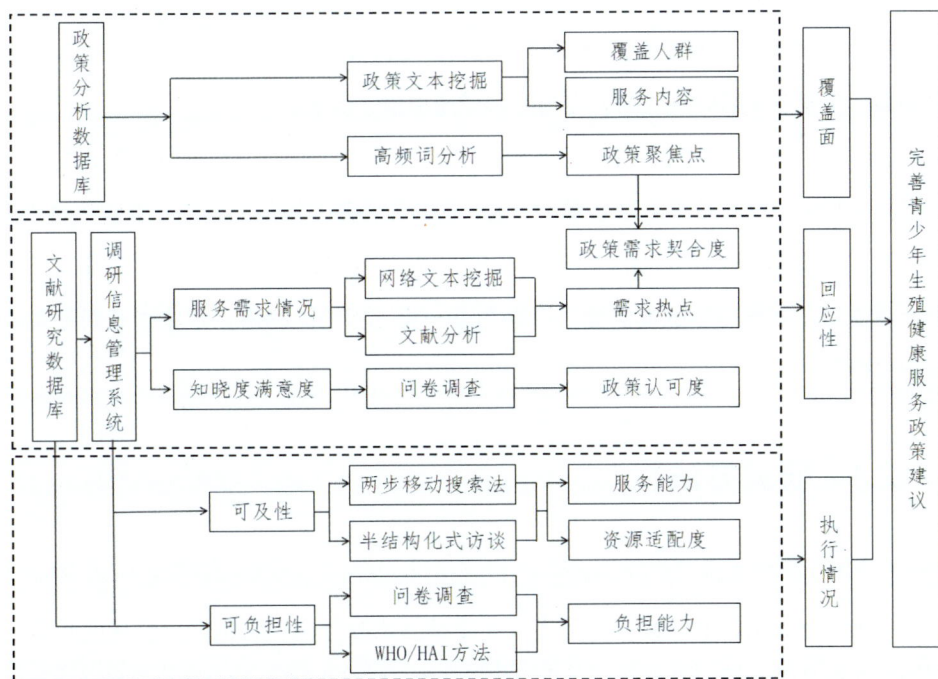

图 1-1　研究技术路线图

第二章　青少年生殖健康服务政策的覆盖面研究

　　青少年是未来社会生育的主体，青少年生殖健康促进是实施健康中国战略、促进人口长期均衡发展和家庭和谐幸福的必然要求。生殖健康服务是保障青少年性与生殖健康权利的现实基础，我国政府对此高度重视，已在该领域颁发了一系列政策文件。2016 年《中国落实 2030 年可持续发展议程国别方案》中明确将生殖健康纳入国家战略和方案，特别强调针对青少年等人群提供性健康、性道德、性安全的宣传教育和干预，确保生殖健康服务的可及性和可利用性，成为中国推进落实生殖健康的行动指南。2021 年《中共中央、国务院关于优化生育政策 促进人口长期均衡发展的决定》强调"促进生殖健康服务融入妇女健康管理全过程"，为青少年获得高质量、全面的生殖健康服务，促进生殖健康提供了保障。

　　保障青少年生殖健康，离不开宏观政策的落实和推进。国家层面的政策文本体现了青少年生殖健康政策的顶层设计，也是地方政策落实执行的导向。本研究对《国别方案》发布以来现行的国家层面的青少年生殖健康服务政策进行了文本量化分析，多维度探讨了政策内容的覆盖面，以期为进一步完善我国的青少年生殖健康服务政策提供参考。

2.1　研究方法

2.1.1　资料来源

　　本研究对我国国家层面发布的青少年生殖健康服务相关政策进行了全面收集。政策文本来源于中国政府官网、国家卫生健康委员会官网等，并以北大法宝（http://www.pkulaw.com）的中国法律法规库（中央法规）为补充检索。检索模式为"法规高级检索",检索项为"标题"和"全文",分别以"生殖健康""非意愿妊娠""避孕""计划生育""青少年"等作为关键词进行检索。政策检索时间截止至 2024 年 5 月 28 日。根据纳入和排除标准,在排除了重复文本和不相关文件后,最终收集到与研究相关的文件 35 份(表 2-1)。

表 2-1　我国国家层面青少年生殖健康服务相关的政策文本

序号	时间	文件名称	发文机构
1	2016	中国落实 2030 年可持续发展议程国别方案	国务院
2	2016	"健康中国 2030"规划纲要	中共中央、国务院
3	2016	国家卫生计生委等部门关于加强生育全程基本医疗保健服务的若干意见	国家卫生和计划生育委员会(已撤销)、国家发展和改革委员会(含原国家发展计划委员会、原国家计划委员会)、教育部、财政部、人力资源社会保障部
4	2016	"十三五"卫生与健康规划	国务院
5	2016	国务院关于印发国家人口发展规划(2016—2030 年)的通知	国务院
6	2017	国务院关于印发"十三五"推进基本公共服务均等化规划的通知	国务院
7	2017	国家卫生计生委关于印发"十三五"全国计划生育事业发展规划的通知	国家卫生和计划生育委员会(已撤销)
8	2017	中华人民共和国增值税暂行条例(2017 修订)	国务院
9	2018	国家卫生健康委员会关于印发人工流产后避孕服务规范(2018 版)的通知	国家卫生健康委员会
10	2018	国家卫生健康委员会、国家中医药管理局关于规范家庭医生签约服务管理的指导意见	国家卫生健康委员会、国家中医药管理局
11	2018	国家卫生健康委等部门关于印发健康扶贫三年攻坚行动实施方案的通知	国家卫生健康委员会、国家发展和改革委员会(含原国家发展计划委员会、原国家计划委员会)、财政部、国家医疗保障局、国务院扶贫办

序号	时间	文件名称	发文机构
12	2018	国务院办公厅关于印发医疗卫生领域中央与地方财政事权和支出责任划分改革方案的通知	国务院办公厅
13	2019	健康中国行动（2019—2030年）	健康中国行动推进委员会
14	2019	国家卫生健康委办公厅关于印发全科医生转岗培训大纲(2019年修订版)的通知	国家卫生健康委员会
15	2019	国务院关于实施健康中国行动的意见	国务院
16	2019	国家卫生计生委等部门关于印发《国家基本公共卫生服务规范（第三版）》的通知	国家卫生健康委员会、财政部、国家中医药管理局
17	2019	国家卫生健康委、农业农村部、中国计划生育协会关于服务乡村振兴促进家庭健康行动的实施意见	国家卫生健康委员会、农业农村部、中国计划生育协会
18	2019	中华人民共和国基本医疗卫生与健康促进法	全国人大常委会
19	2021	健康中国行动推进委员会办公室关于推介健康中国行动推进典型经验案例的通知	健康中国行动推进委员会
20	2021	中华人民共和国国民经济和社会发展第十四个五年规划和2035年远景目标纲要	全国人民代表大会
21	2021	"十四五"国民健康规划	全国人民代表大会
22	2021	中共中央、国务院关于优化生育政策促进人口长期均衡发展的决定	中共中央、国务院
23	2021	中华人民共和国人口与计划生育法（2021修正）	全国人大常委会
24	2021	中国妇女发展纲要（2021—2030年）	国务院
25	2021	中国儿童发展纲要（2021—2030年）	国务院

序号	时间	文件名称	发文机构
26	2021	国家卫生健康委办公厅关于印发不孕不育防治健康教育核心信息的通知	国家卫生健康委员会
27	2022	国家卫生健康委关于印发贯彻2021—2030年中国妇女儿童发展纲要的实施方案	国家卫生健康委员会
28	2022	卫生健康委等部门关于进一步完善和落实积极生育支持措施的指导意见	国家卫生健康委员会、国家发展和改革委员会（含原国家发展计划委员会、原国家计划委员会）、中共中央宣传部、教育部、民政部、财政部、人力资源和社会保障部、住房和城乡建设部、中国人民银行、国务院国有资产监督管理委员会、国家税务总局、国家医疗保障局、中国银行保险监督管理委员会（已撤销）、中华全国总工会、共青团中央、全国妇女联合会、中央军委后勤保障部
29	2022	中华人民共和国妇女权益保障法	全国人大常委会
30	2023	健康中国行动推进委员会办公室关于印发健康中国行动2023年工作要点的通知	健康中国行动推进委员会
31	2023	中华人民共和国母婴保健法实施办法（2023修订）	国务院
32	2023	国家中医药局等部门关于印发中医医师规范化培训实施办法等文件的通知（2023修订）	国家中医药管理局、国家卫生健康委员会、教育部
33	2023	生殖健康促进行动方案（2023—2025年）	国家卫生健康委员会
34	2024	稳外贸稳外资税收政策指引（2024修订）	国家税务总局
35	2024	国家卫生健康委办公厅关于印发中国公民健康素养——基本知识与技能（2024年版）的通知	国家卫生健康委员会

2.1.1.1 纳入标准

（1）政策文本是国家层面的，即发文单位为全国人大、国务院及各部委制定出台的政策文本；

（2）主要选取法律法规、部门规章、通知、意见、规划、决定等具有权威效力的政策文本；

（3）对生殖健康服务方面有明确详细的政策要求，且政策客体覆盖到青少年群体的政策文本；

（4）颁布时间在2016年9月19日即《国别方案》公开发布之后的相关政策文本。

2.1.1.2 排除标准

（1）新闻通讯类文本；

（2）技术规范、药品目录、答复意见等过于单一或时效性较短的政策文本。

2.1.2 研究方法

2.1.2.1 构建政策三维分析框架

政策工具是政府推动和实施政策的重要手段，近年来，以政策工具为核心的政策文本分析在医疗健康领域得到了广泛应用。政策文本作为政府行政过程的真实记录，能反映政策发布时期关注的重点领域、政策意图及导向。本研究基于相关学者研究及青少年生殖健康服务及政策特征，从政策作用领域、政策工具和政策客体三个相互支撑和补充的维度出发，构建了青少年生殖健康服务政策的三维分析框架。如图2-1所示。

（1）x维度：政策作用领域（即青少年生殖健康服务内容）

通过对政策作用领域的分析，可衡量以往政策体系在相关领域的关注程度，进而发现差距和问题，为后续政策完善和实施提供参考。青少年生殖健康服务领域专项政策较少，可参考的政策作用领域类政策工具亦不多。经对政策文本分析及课题组反复讨论，本研究梳理相关政策文本，将政策作用领域按青少年生殖健康常见服务内容概括为基本避孕节育服务、计划生育服务及健康教育三个方面，作为三维分析框架的x维度。作用领域的具体划分及描述见表2-2。

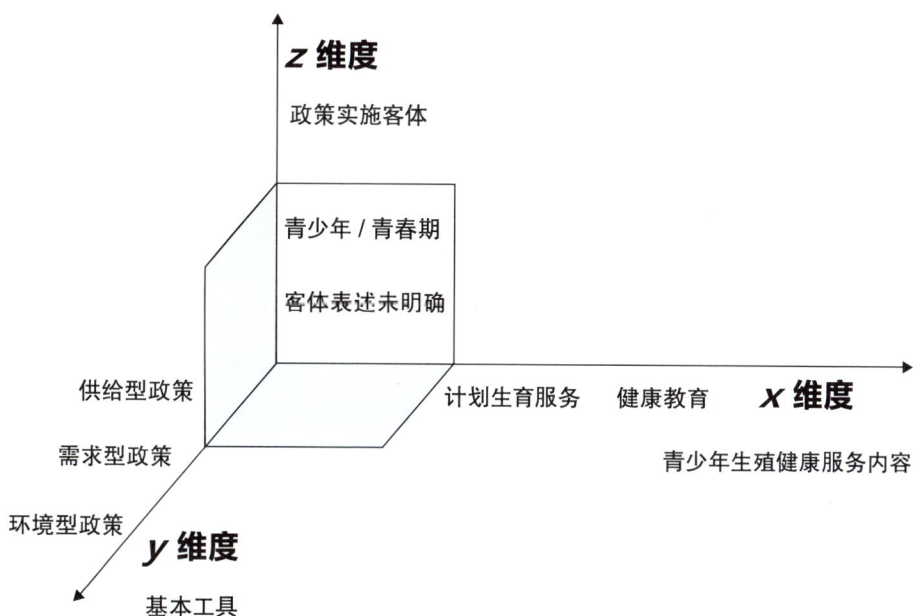

图 2-1　青少年生殖健康服务政策三维分析框架

表 2-2　政策作用领域的类型、名称及含义

作用领域	领域描述
基本避孕节育服务	主要包括免费提供的基本避孕药具和免费实施基本避孕手术
计划生育服务	指使用手术、药物、工具、仪器、信息及其他手段，有目的地调节人的生育行为，并围绕生育、节育、不育开展相关的生殖健康服务
健康教育	由卫生医疗机构开展的有计划、有组织、有系统的教育活动，使青少年自觉地采纳有益于生殖健康的行为和生活方式，消除或减轻影响生殖健康的危险因素，预防疾病，促进生殖健康，提高生活质量，并对教育效果作出评价

（2）*y* 维度: 政策工具

政策工具是政策主体实现政策目标的各种治理手段统称, 正确选择政策工具是顺利实现政策目标的基本保证, 亦可增加政策制定科学性, 改善政策执行过程与效果。本研究参照 Rothwell 分类法, 将青少年生殖健康服务政策工具按其作用方式分为供给型政策工具、需求型政策工具和环境型政策工具, 并将其界定为三维分析框架中的 *y* 维度。

具体而言, 供给型政策工具指政府从供给端自上而下直接作用于资金投入、基础设施建设、公共服务、人才和信息等要素, 推动青少年生殖健康服务提升的政策条文; 需求型政策工具是指政府面向青少年生殖健康服务需求面, 针对青少年、服务从业人员、机构等相关主体出台相应激励政策, 以减少开展青少年生殖健康服务过程中可能存在的障碍因素, 为促进青少年生殖健康提供拉动力; 环境型政策工具是为贯通供给端和需求端, 打造有利于青少年生殖健康服务高质量开展, 促进青少年生殖健康服务可及性、公平性的相关保障性政策条文, 如目标规划、法规管制、标准管控等政策。综上, 本研究详细的政策工具类型、名称及其描述见表 2-3。

表 2-3　政策工具的类型、名称及含义

类型	名称	含义
供给型	人才培养	政府通过强化各级教育体系、培训体系、技术指导、学科建设等引进人才等多种方式, 为开展青少年生殖健康服务提供人才保障
	资金投入	政府直接对青少年生殖健康服务相关诊疗、药具和保障提供财力支持, 如划拨专项资金, 含直接投入资金、发放资金补贴、提供研发经费和建设经费等形式
	信息服务	政府通过搭建信息平台, 建立、整合和发展青少年生殖健康服务相关技术指南、规范和标准等信息, 为青少年获得生殖健康服务提供信息技术服务
	基础设施	政府通过建立和完善设施和组织建设, 为青少年生殖健康服务的顺利开展提供必要的资源服务保障
需求型	多方协同	通过推动政府、高校、科研机构、社会组织、个人等各类主体积极合作和协同, 以保障青少年生殖健康
	政府采购	政府或政府委托其他组织利用经济手段降低青少年生殖健康服务成本, 提升服务可及性

类型	名称	含义
	试点示范	通过开展试点示范工作带动各级政府加快青少年生殖健康服务促进工作
	鼓励引导	政府通过政策或者制度手段,鼓励和提倡青少年、服务从业人员、机构等各类主体积极接受/开展青少年生殖健康服务工作,以保障青少年生殖健康
	国际交流	与其他国家和地区开展青少年生殖健康服务相关学术交流、合作
环境型	目标规划	对青少年生殖健康服务的未来发展做出总体规划
	法规管制	政府通过设定法律法规、部门规章、工作办法等强制性措施来加强青少年生殖健康服务的监督管理
	标准规范	政府制定青少年生殖健康服务方面的标准和规范
	考核评估	政府加强对青少年生殖健康服务工作的考核评估

（3）z 维度: 政策实施客体维度

政策客体是指相关政策所作用的具体对象。目前我国国家层面制定或修订的生殖健康促进相关政策中,虽然政策客体已基本涵盖青少年群体,但表述上多为"公民""育龄群众""全人群"等泛泛之词,明确提及青少年人群的政策相对较少。因此,有必要将政策客体维度纳入分析框架。本研究将政策作用的客体划分为"青少年/青春期"和"客体表述未明确"两种类别,具体描述如表 2-4 所示。

表 2-4　政策客体的类型、名称及含义

政策客体	客体描述
青少年/青春期	所出台的政策明确表述为青少年/青春期的群体服务
客体表述未明确	所出台的政策未明确表述为青少年/青春期的群体服务,但服务对象覆盖到了青少年/青春期群体,如全生命周期、育龄人群、女性等

2.1.2.2 编码

摘录所有与青少年生殖健康服务相关的政策内容,形成政策条目库。借助 NVivo 12 软件进行文本量化分析。将政策文本按照"政策编号—章号—节号—条目号"的形式,以条目为单位进行编码。青少年生殖健康服务政策文本编码示例如表 2-5 所示。

表 2-5 青少年生殖健康服务政策文本编码示例

政策编号	政策名称	政策内容单元	编码号	作用领域	政策工具	政策客体
1	中国落实 2030 年可持续发展议程国别方案	到 2030 年,确保普及性健康和生殖健康保健服务,包括计划生育、信息获取和教育,将生殖健康纳入国家战略和方案	1-5-3-1	计划生育服务、健康教育	环境型	客体表述未明确
		为城乡居民免费提供避孕节育、优生优育、生殖健康等科普信息产品	1-5-3-2	健康教育	供给型	客体表述未明确
		为育龄人群提供避孕药具、指导咨询、临床医疗再生育技术等服务	1-5-3-3	基本避孕节育、健康教育	供给型	客体表述未明确
		开展针对青少年、育龄妇女、流动人群等重点群体的性健康、性道德、性安全宣传、教育和干预	1-5-3-4	健康教育	供给型	青少年/青春期

2.1.2.3 高频关键词提取

使用 NVivo 12 文本分析工具,从政策文件中提取高频关键词。通过这一过程,我们创建了高频主题词词云图,以直观展示政策文件中反复出现的主题和关注点。

2.2　结果与分析

2.2.1　政策总体特征

我国生殖健康服务专项政策数量较少,相关议题多散见于卫生健康领域的各类政策文件中。在收集到的我国国家层面的青少年生殖健康服务政策中,2021年发布的政策数量最多,且多以"通知"形式下发(见图2-2)。值得注意的是,2024年国家卫生健康委员会发布了《生殖健康促进行动方案(2023—2025年)》,这是首个专门针对生殖健康服务的专项政策,该方案明确了促进生殖健康是实施健康中国战略、促进人口长期均衡发展和家庭和谐的必然要求,并提出了生殖健康促进行动的总体要求、重点行动及保障措施。

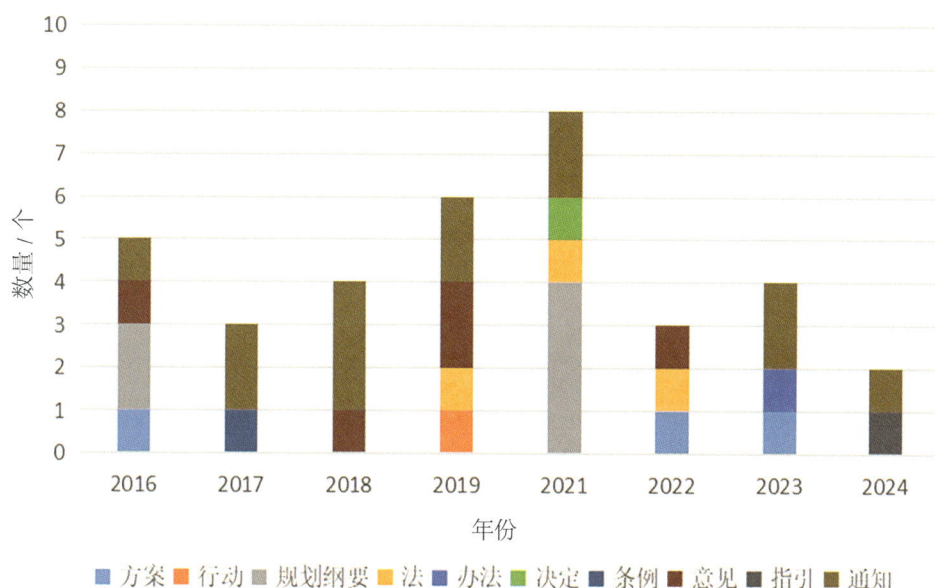

图2-2　我国青少年生殖健康服务相关政策年度分布

生殖健康服务政策文本词云图(图2-3)显示,"健康""服务""卫生""生殖""管理"等词语字体较大且居于中心位置,成为收集到的青少年生殖健康服务政策文本的核心主题词。这些主题词反映了政府对生殖、健康、服务等领域的高度关注。此外,"国家""计划生育""避孕"等较为核心的主题词也频繁出现,这些词语体现了国家在生殖健康服务中广泛运用了指导、组织、监督、引导等管理手段,并特别重视计划生育、避孕等生殖健康服务内容。

同时,"促进"、"加强"、"发展"、"保障"、"提供"、"保健"、"工作"、"妇女"和"人口"等关键词也在词云图中占据重要地位,它们反映出政府通过加强生殖健康服务相关政策制度的实施,不仅关注妇女保健和人口的高质量发展,还注重服务的全面保障,旨在更好地提升群众的生殖健康水平,推动生殖健康服务的全面发展。

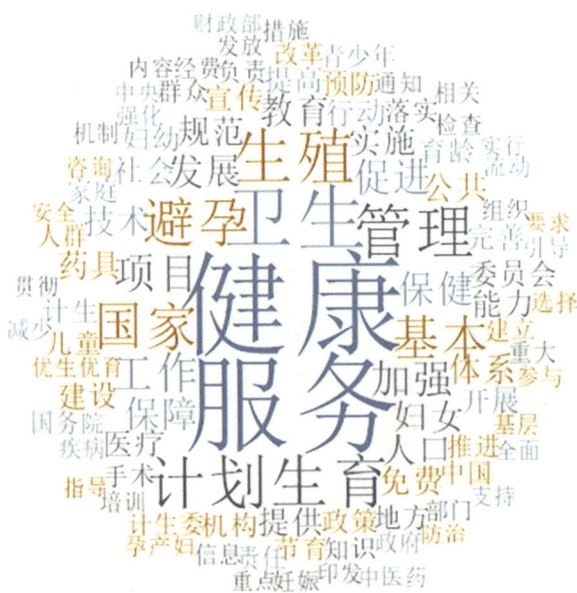

图 2-3 生殖健康服务政策文本词云图

2.2.2 单维度分析

2.2.2.1 政策作用领域维度

分析结果显示,政策文本在不同作用领域的频次分布具有显著差异。其中,"基本避孕节育服务"占比最高,达到41.89%,而"计划生育服务"和"健康教育"的占比则较为接近,分别为29.73%和28.38%(见表2-6)。

表2-6 政策作用领域维度文本频数分布情况

政策作用领域类型	频次	占比 / %
基本避孕节育服务	31	41.89
计划生育服务	22	29.73
健康教育	21	28.38

2.2.2.2 政策工具维度

根据政策工具维度的编码归类,按照相同或相近原则对收集到的政策文本条目进行了分类统计,共形成153条政策工具文本。其中,环境型政策工具使用最为频繁,共有55条,占比35.95%;其次是需求型政策和供给型政策,分别有50条和48条,占比分别为32.68%和31.37%(见表2-7,图2-4)。

在政策工具的具体使用中,"目标规划"和"鼓励引导"等政策工具高频次出现,而"国际交流"和"政府采购"等工具的频次相对较低。

环境型政策工具运用广泛。政府倾向于使用环境型政策工具来促进生殖健康服务的发展,通过调整优化青少年生殖健康服务的政策环境来影响相关主体的行动。其中,"目标规划"在环境型政策中所占的比重最高(21.57%),明确了生殖健康服务促进的重大意义,对政策执行起到了导向性作用。"标准规范"和"法规管制"则相对明晰了参与青少年生殖健康服务各方的要求,对于有序规范地开展青少年生殖健康服务具有积极意义。相比之下,"考核评估"这一工具在政策文本中的使用相对较少(1.96%),需要进一步提升和优化。

表 2-7   政策工具维度文本频数分布情况

政策工具类型	子工具	频次	占比 / %
供给型		48	31.37
	基础设施	5	3.27
	人才培养	10	6.54
	信息服务	20	13.07
	资金投入	13	8.50
环境型		55	35.95
	标准规范	10	6.54
	法规管制	9	5.88
	考核评估	3	1.96
	目标规划	33	21.57
需求型		50	32.68
	多方协同	12	7.84
	鼓励引导	25	16.34
	国际交流	2	1.31
	试点示范	6	3.92
	政府采购	5	3.27

　　供给型政策工具中,"信息服务"被较多运用。政策文本中多次强调要建立健全统一权威、互联互通的人口健康信息平台,实现公共卫生、计划生育、医疗服务、医疗保健、药品供应、综合管理等业务应用系统的资源共享和业务协同,这是推动生殖健康服务高质量发展的重要措施。"资金投入"和"人才培养"则多运用于项目经费保障、人员培养和队伍建设,如针对重点人群、贫困地区等开展服务的体系建设、财政保障以及计划生育、优生优育、生殖健康领域的基础研究和科技创新的经费支持等,这些都是实现生殖健康促进的重要保障。然而,"基础设施"类工具的运用相对较少,占比

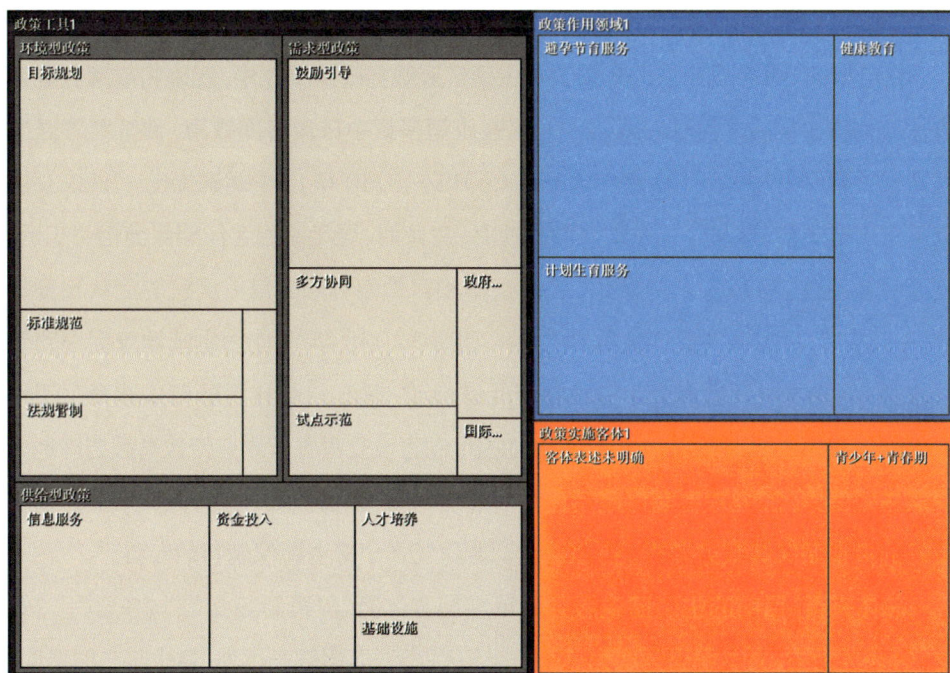

图 2-4 政策工具维度层次图表

仅为 3.27%。

需求型政策工具中,"鼓励引导"被运用得最多,其他工具的使用占比在 1.31%~7.84% 不等。政府希望通过充分调动生殖健康服务供需双方的积极性,并强调多方协作,以最大限度地发挥生殖健康服务政策的引领作用。

综上所述,我国国家层面的青少年生殖健康服务政策在政策工具的应用上较为全面,综合运用了三种基本政策工具。然而,对工具的使用存在一定的模糊性,更多地表现为行动方向上的框架设计,主要发挥着导向性的指引作用。分析结果显示,一些政策工具如"目标规划""鼓励引导""信息服务"频繁出现,而"国际交流"和"考核评估"等工具的出现频数相对较低。这表明政策工具的选择和使用存在一定失衡,缺乏对国际交流、考核评估等工具的重视和运用。这些工具的忽视可能限制了政策的全面有效实施。因此,政府在政策制定过程中需要注意平衡各种工具的使用,确保各个方面都得到充分的重视,以促进更全面有效的政策实施。

2.2.2.3 政策实施客体维度

在分析的 35 个国家层面的青少年生殖健康服务政策文本中，明确将政策实施客体指定为青少年 / 青春期的有 10 个，这些政策多集中在青春期教育、性教育等健康教育相关条目中。例如，《健康中国行动（2019—2030 年）》中明确提出："建议女性提高生殖健康意识和能力，主动获取青春期、生育期、更年期和老年期保健相关知识，注意经期卫生，熟悉生殖道感染、乳腺疾病和宫颈癌等妇女常见疾病的症状和预防知识。"又如，《生殖健康促进行动方案（2023—2025 年）》作为生殖健康促进的专项政策，明确要求开展青少年生殖健康促进行动，指出："强化青春健康教育师资和青年同伴教育志愿者队伍建设，鼓励各地因地制宜设立青春健康宣传教育服务阵地。聚焦生殖健康，加强青春期保健特色专科建设，推广服务流程、服务人员和服务环境友好的青春期保健服务模式，到 2025 年建设 100 个青春期保健特色专科。"

总体来看，目前的生殖健康服务政策实施客体仍以"育龄妇女""城乡居民""妇女"等表述为主，文本编码频次为 33，占比 70.21%；而明确表述为"青少年或青春期"的文本编码频次为 14，占比仅为 29.79%（见表 2-8）。政府应进一步关注和加强对青少年群体的生殖健康需求和权益保障，确保生殖健康服务能够更有针对性，更好地满足青少年群体的服务需求。

表 2-8　政策实施客体维度文本频数分布情况

政策实施客体类型	频次	占比 / %
客体表述未明确	33	70.21
青少年 + 青春期	14	29.79

2.2.3　多维度交叉分析

2.2.3.1　政策工具 - 作用领域的二维分析

在政策工具维度的基础上，我们加入了政策作用领域维度，结合避孕节育服务、计划生育服务、健康教育三个指标进行分析，得出交叉分布情况如图 2-5 和表 2-9 所示。经过分析，共得到 120 条交叉条目，其中涉及避孕节育服务的有 53 条（44.17%），涉及计划生育服务的有 40 条（33.33%），涉及健康教育的有 27 条（22.5%）。

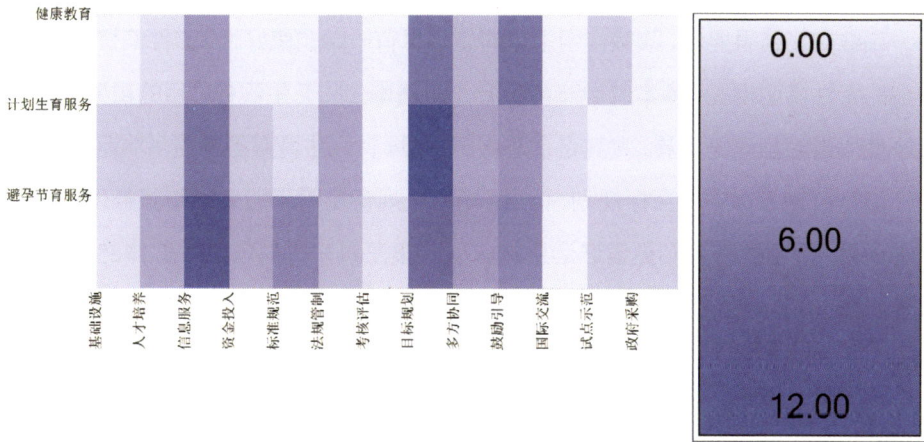

图 2-5 政策工具 – 作用领域矩阵编码交叉图表

表 2-9 政策工具 – 作用领域使用分布情况

政策工具		避孕节育服务	计划生育服务	健康教育
供给型	基础设施	1	2	0
	人才培养	4	2	1
	信息服务	11	7	5
	资金投入	4	2	0
环境型	标准规范	6	1	0
	法规管制	3	4	2
	考核评估	1	0	0
	目标规划	8	12	7
需求型	多方协同	5	4	3
	鼓励引导	6	5	7
	国际交流	0	1	0
	试点示范	2	0	2
	政府采购	2	0	0
合计（*n*，%）		53（44.17）	40（33.33）	27（22.5）

二维交叉结果显示，政策作用领域的使用具有一定的偏好性，这种偏好性与服务内容的特性密切相关。基本避孕节育服务作为基本公共卫生服务项目的重要内容，更偏好使用供给型政策工具，尤其是信息服务工具。计划生育服务则更多地运用供给型和环境型政策工具中的目标规划、信息服务、法规管制等手段来改善服务体系，提高服务质量。而健康教育则更偏好运用需求型政策工具来提高青少年群体的生殖健康素养。

2.2.3.2 政策工具－实施客体的二维分析

在政策工具维度的基础上加入政策实施客体维度，根据客体表述未明确和青少年/青春期两个指标来分析，得出交叉分布情况如图 2-6、表 2-10 所示。

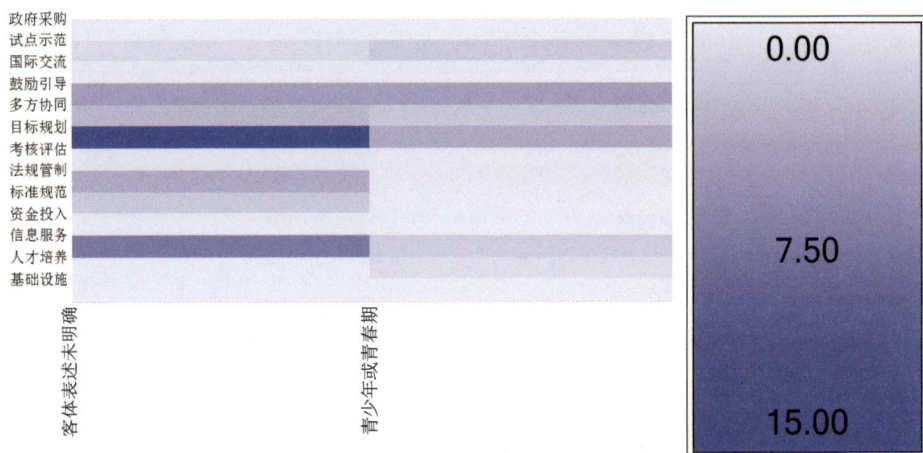

图 2-6 政策工具－实施客体矩阵编码交叉图表

表 2-10　政策工具 – 实施客体使用分布情况

政策工具		客体表述未明确	青少年 + 青春期
供给型	基础设施	0	0
	人才培养	0	1
	信息服务	8	2
	资金投入	0	0
环境型	标准规范	2	0
	法规管制	4	0
	考核评估	0	0
	目标规划	15	4
需求型	多方协同	3	2
	鼓励引导	5	5
	国际交流	0	0
	试点示范	1	2
	政府采购	0	0
合计（n，%）		38（70.37）	16（29.63）

2.2.3.3　政策作用领域 – 实施客体的二维分析

在政策作用领域维度的基础上，我们加入了政策实施客体维度，结合客体表述未明确和青少年 / 青春期两个指标进行分析，得出交叉分布情况如图 2-7 所示。经过分析，共计得到 49 条交叉条目，其中客体表述未明确为青少年 / 青春期的条目有 36 条，占比 73.47%；明确表述为青少年 / 青春期的条目有 13 条，占比 26.53%。

在实施客体明确表述为青少年 / 青春期的条目中，多集中于政策作用领域中的健康教育，共有 9 条，占比 69.23%（见图 2-7，表 2-11）。这表明，相较于避孕节育服务和计划生育服务，政府更加重视对青少年群体提供健康教育服务。

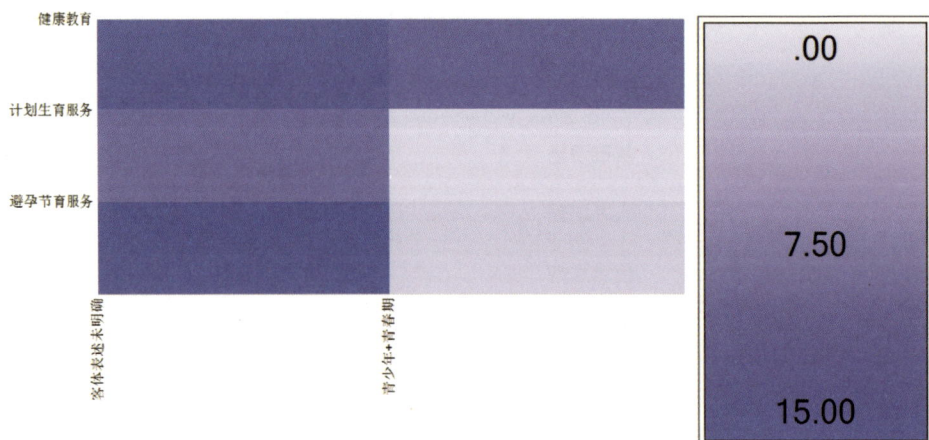

图 2-7　政策作用领域 - 实施客体矩阵编码交叉图表

表 2-11　政策作用领域 - 实施客体使用分布情况

政策作用领域	客体表述未明确	青少年 / 青春期
避孕节育服务	16	3
计划生育服务	10	1
健康教育	10	9
合计（n, %）	36（73.47）	13（26.53）

　　在当前严峻的青少年生殖健康状况下，政府在政策制定时兼顾了生殖健康服务的多个方面，为青少年生殖健康问题的防治提供了兜底性保障。明确将青少年 / 青春期作为政策实施客体，有助于更好地满足青少年群体的服务需求，保证他们能够获得避孕节育服务和计划生育服务，从而有效避免非意愿妊娠的发生。一旦发生非意愿妊娠，青少年也能够得到高质量的计划生育服务，有效保护其生育力，促进生殖健康。

2.3 结论

2.3.1 平衡政策工具的运用

在生殖健康政策制定过程中,不仅要重视供给型和需求型政策的运用,也要加强对环境型政策的实施力度,以全面推动生殖健康服务的可持续发展。

2.3.2 完善青少年生殖健康服务

政府应进一步关注和加强对青少年群体的生殖健康需求和权益保障。在制定相关政策时,应明确将青少年群体纳入服务范畴,确保生殖健康服务更有针对性,从而更好地满足青少年群体的生殖健康服务需求。

2.3.3 定期评估政策实施效果

为确保政策的有效性和可持续性,应建立健全政策的评估机制,定期评估政策实施的效果。根据评估结果,及时调整政策方向,以优化政策实施,提高政策成效。

第三章　青少年生殖健康服务空间可及性研究

生殖健康是人类健康的重要组成部分，直接影响个体的生育安全与代际健康传递，对人口质量的提升具有基础性作用。近年来，随着社会文化的变迁和性观念的开放，青少年意外怀孕和人工流产的发生率持续上升，这不仅影响了青少年的身心健康，也给家庭和社会带来了沉重的负担。尽管我国已制定了一系列政策法规以保障青少年的生殖健康服务，但在实际执行中仍存在诸多挑战。现有的生殖健康服务在可及性、服务质量、个性化咨询及心理支持等方面存在不足，尤其是针对青少年这一群体的特殊需求仍未得到充分满足。

本研究旨在分析南京市 20~24 岁青年群体生殖健康医疗服务的交通可达性，揭示医疗资源分布与青年人口需求的匹配度问题。通过对市级、街道级和社区（村）级青年人口分布及生殖健康医疗服务机构的空间布局进行研究，采用服务区分析与高斯两步移动搜索法（Gaussian-based 2-step floating catchment area, Ga2SFCA）等方法，全面评估南京市生殖健康医疗服务的交通可达性。基于分析结果，提出优化郊区和城乡接合部交通基础设施、合理规划医疗服务机构布局等政策建议，以期提升生殖健康医疗服务的公平性与可达性，改善青年群体的健康服务体验。

3.1　研究方法

青年群体作为社会发展的重要力量，正经历着生殖健康的关键发展阶段。根据最新的调查数据，南京市青年群体在性健康教育、避孕节育措施使用、意外妊娠等方面面临诸多问题。这些问题不仅直接影响个人的生活质量，也对未来一代的健康成长具有深远影响。本研究以南京市为例，以青少年群体中突出的生殖健康问题——

人工流产为切入点，采用数据挖掘分析、地理可视化等方法，全面分析和评估青年人工流产服务在南京市的空间可及性，探讨医疗机构空间可及性对南京市青年获取生殖健康服务的影响，以期为相关政策的制定提供数据支持和理论依据。

3.1.1　面向医疗资源与服务能力的数据分析

本研究分析的数据涉及交通路网、医疗机构的地理位置及服务能力等关键信息。基于政府数据库、医疗机构公开数据及社会调查数据，运用聚类分析与空间可视化技术，挖掘南京市青少年生殖健康服务机构的供需匹配特征与区域覆盖盲区。我们获取并整理了南京市青少年生殖健康医疗服务机构的相关数据（包括地理位置、服务能力、服务范围以及交通网络信息）和基础信息（如机构名称、地址、服务类型、服务范围、人员配备和设备情况等）。医疗机构的公开数据通过访问各医疗服务机构的官方网站获取，包括最新的服务能力、服务时间、专家团队等详细信息。社会调查数据则通过问卷调查和访谈的形式收集，涵盖青少年对医疗服务机构的满意度、实际访问时间和交通方式等信息。

在数据收集的基础上，进行数据预处理，确保数据的完整性和一致性。预处理包括缺失数据的补全、异常数据的剔除以及数据格式的标准化处理。随后，利用地理信息系统（geographic information system, GIS）技术，将这些数据进行空间化处理，生成包含地理坐标的空间数据集，涵盖医疗服务机构的位置、服务能力、服务范围以及交通网络等信息，形成一个完整的多维度数据集。

3.1.2　面向生殖健康服务的空间分析

本研究涉及青少年居住区分布及交通网络数据，通过 GIS 技术进行医疗服务机构的地理位置、服务半径与居住区的空间关系处理。通过缓冲区分析与空间叠加分析，获取医疗服务机构与青少年居住区的空间匹配度和服务可达性数据。

利用GIS软件，将预处理后的医疗服务机构地理坐标导入系统，生成空间分布图。采用缓冲区分析，确定每个医疗服务机构的服务半径，并通过不同的颜色和阴影展示各机构的服务范围及其覆盖区域，识别未被充分覆盖的区域，揭示服务盲区和不足之处。进一步通过叠加分析，将医疗服务机构的空间分布图与青少年居住区的数据进行叠加，分析两者之间的空间关系，揭示地理匹配度，并评估医疗服务的可达性。通过分析行车距离、步行路径等，了解青少年从居住区到达医疗服务机构的便捷程度。

3.1.3 基于地理信息系统（GIS）的统计分析

本研究对青少年生殖健康医疗服务的可达性进行量化评估和深入解析，对收集到的数据进行系统的统计分析，揭示医疗服务的空间分布特征和可达性差异，为政策制定和资源优化提供科学依据。具体包括以下几个方面：

3.1.3.1 聚类分析

使用核密度分析、标准差椭圆等方法分析要素在空间上的聚集程度，探究现有医疗卫生服务设施的空间布局薄弱区域。

3.1.3.2 网络分析

构建交通网络数据集，模拟现实生活中的道路交通出行。本研究使用缓冲区分析、服务区分析等方法探究不同阈值的结果；再选用改进的高斯两步移动搜索法，为不同层级的医疗卫生服务设施设定不同搜索阈值，分析空间布局与可达性，并对结果进行评价；最后运用位置分配模型，提出优化布局建议。

3.1.3.3 栅格插值分析

遵循相关算法逻辑扩展研究区内的离散点数据，预测其他区域的数据。本研究选用克里金插值法，相较于反距离权重法，它考虑了空间自相关，不仅能够预测其他区域的数据，还能确保研究结果的准确性。

3.1.4 人工流产服务可达性的地图可视化

本研究综合利用 GIS、地图制图技术，构建南京市不同类型医疗服务机构的空间分布图，采用不同颜色和符号区分综合医院、医疗诊所等类别，展示各类医疗机构在全市的布局。结合青少年居住区的分布数据，通过医疗机构的覆盖范围识别服务盲区和资源过度集中区域。结合交通网络数据，通过交通可达性分析，生成青年群体生殖健康服务可达性地图，展示不同交通方式对青少年获取生殖健康服务的影响，为优化医疗资源的空间布局提供参考依据。通过多图层叠加，呈现医疗资源分布、交通网络与服务需求的综合关系，为提高青少年生殖健康医疗服务的可达性提供科学的决策支持。

3.2 南京市基本情况

3.2.1 研究区概况

南京市位于华东地区，江苏省西南部，是江苏省的省会城市。作为一座历史悠久的名城，南京自古以来在南方占有重要地位，曾是多个古代王朝的都城，被誉为"六朝古都"，拥有深厚的历史底蕴。南京市总面积为 6 587.02 km^2，占江苏省总面积的 6.14%。地形以宁镇扬山地为主，全市呈南北长、东西窄的形态，水域面积约占全市总面积的 11%。2024 年，南京市 GDP 总量达到 16 500 亿元，占江苏省 GDP 总量的 15.2%，位居全国第 8 位。根据《南京市统计年鉴 2024》，2024 年南京市 GDP 最高的地区是江宁区，达 2 780 亿元，浦口区 GDP 最低，为 490 亿元。

3.2.2 南京市 20~24 岁青年人口概况

20~24 岁青年人口是城市经济和社会发展的重要组成部分，也是青少年生殖健康医疗服务的主要对象。据官方最新统计数据，2024 年，南京市 20~24 岁青年人口总数约为 35 万人，占全市总人口的 5.3%，主要集中在江宁区、鼓楼区和建邺区等主要城区。

该年龄段青年人口的性别比例较为平衡，男女比例接近 1:1。他们正处于人生的关键时期，面临着求学、就业和婚恋等多重压力，对生殖健康服务的需求较为迫切。此外，此年龄段的青年人口受教育程度较高，据统计，南京市 20~24 岁青年人口中，超过 70% 的人拥有大专及以上学历。高学历青年对生殖健康知识有较高的认知水平，同时也对生殖健康医疗服务提出了更高的要求。南京市 20~24 岁青年人口的就业情况良好，失业率较低。

在生活方式和健康观念上，南京市的 20~24 岁青年人口表现出明显的现代化和多样化特点。他们更加注重个人健康和生活质量，对生殖健康问题持开放和积极的态度，不仅关注避孕和性传播疾病的预防，还注重孕前和孕期的保健知识。

3.2.3　南京市生殖健康医疗资源概况

南京市在青少年生殖健康医疗服务方面拥有较为完善的医疗资源布局，为青少年的生殖健康提供了坚实保障。南京市的生殖健康医疗服务主要由综合医院、专科医院、社区卫生服务中心和私立诊所等多种类型的医疗机构提供。这些医疗机构遍布全市各个区域，其中秦淮区、鼓楼区和建邺区等主要城区的医疗资源相对集中，能够提供全面的生殖健康服务；其他各区的医疗机构也在不断扩展和完善，逐步提高生殖健康服务覆盖率。

南京市的生殖健康医疗机构提供的服务项目涵盖了青少年生殖健康的各个方面，包括青春期健康指导、生殖健康教育与咨询、避孕服务、性传播疾病的预防与治疗、孕前和孕期保健等。这些服务项目旨在提高青少年的生殖健康意识和知识水平，保障其生殖健康权利。生殖健康医疗机构配备了专业的医疗团队，包括妇产科医生、儿科医生、心理咨询师和健康教育专家等，他们经过专门培训，为青少年提供科学、专业的生殖健康服务。此外，各大综合医院和专科医院还设有专门的生殖健康科室，配备先进的医疗设备，为患者提供高质量的医疗服务。

南京市政府高度重视青少年的生殖健康问题，制定了一系列政策和措施，支持和促进生殖健康服务的发展。政府提供资金和资源支持医疗机构的基础设施建设和服务能力提升，制定相关法规和标准规范生殖健康服务的流程，开展多部门合作推动生殖健康教育和服务的普及。

3.2.4　南京市道路交通概况

南京市是我国东部地区重要的交通枢纽，连接了华东、华北和华中地区。在高速公路方面，南京市的高速公路网密度位居全国前列；在铁路方面，南京的铁路建设增强了我国东部地区南北方的连接，未来将以南京为铁路枢纽，形成"米"字形高铁路网格局。在城市轨道交通建设方面，南京是中国第一个拥有轨道交通的城市。

截至 2024 年，南京市共有 10 条地铁线路和 2 条有轨电车线路，共设 202 个站点，地铁线路长度位居全国第六、世界第七，为南京市及其都市圈的发展提供了便利的交通条件。

南京市交通路网被长江分割为江北道路网和江南道路网两部分，主要包括高速公路、国道、城市快速路、省道、县道、街道乡道、行人道路和其他道路。南京市的道路建设和发展持续推进，道路之间的连通性不断增强，城市道路覆盖范围也在不断扩大，道路连通的建设速度超过了道路覆盖速度。这种不断完善的交通网络为南京市的进一步发展提供了坚实基础，也为南京及其都市圈的发展提供了便利的交通条件。

3.3 数据处理

本研究所使用的南京市各级行政边界矢量、南京市水系、水域矢量数据均源自天地图·江苏网站分享的 2024 年最新开源数据，每个数据要素均包含唯一编号、坐标、名称、地址、分类等信息。南京市城市道路网数据源为南京市 2024 年高德路网数据。

3.3.1 医疗机构地址数据处理

根据卫生健康行政管理部门提供的 159 家具有人工流产资质的医疗机构数据，我们对地址进行了核对，确保所有地址信息规范且完整，以便于后续的地理编码和空间分析。

3.3.2 基于高德 API 的批量地理编码

调用高德地图的 API，我们对医疗机构地址进行了批量地理编码，编码坐标参考全球通用的 WGS-84 坐标系。

3.3.3 数据检查与修改

我们对转换后的所有医疗机构经纬度数据进行了逐一检查，确保每个医疗机构的地理坐标准确无误。在此基础上，我们建立了南京市人工流产医疗机构地理数据库。

3.3.4 坐标系转换与可视化

将医疗机构的经纬度数据从 WGS-84 坐标系转换为 CGCS-2000 坐标系后，我们利用 GeoScene Pro 3.0 软件实现了医疗机构的可视化展示。

3.4 供需双方空间分布特征

3.4.1 南京市 20~24 岁青年人口分布特征

本研究对象为南京市 20~24 岁青年人口。截至 2024 年南京市 20~24 岁青年人口总数约为 35 万人，占全市总人口的 5.3%。

3.4.1.1 南京市街道级青年人口空间分布

南京市的青年人口分布呈现出明显的中心－外围结构。青年人口较为集中的街道主要位于市中心区域，如鼓楼区、玄武区、建邺区和秦淮区及其周边地带，这些区域的街道青年人口密度较高。相比之下，近郊区和远郊区的青年人口密度相对较低。具体分布情况见图 3-1。

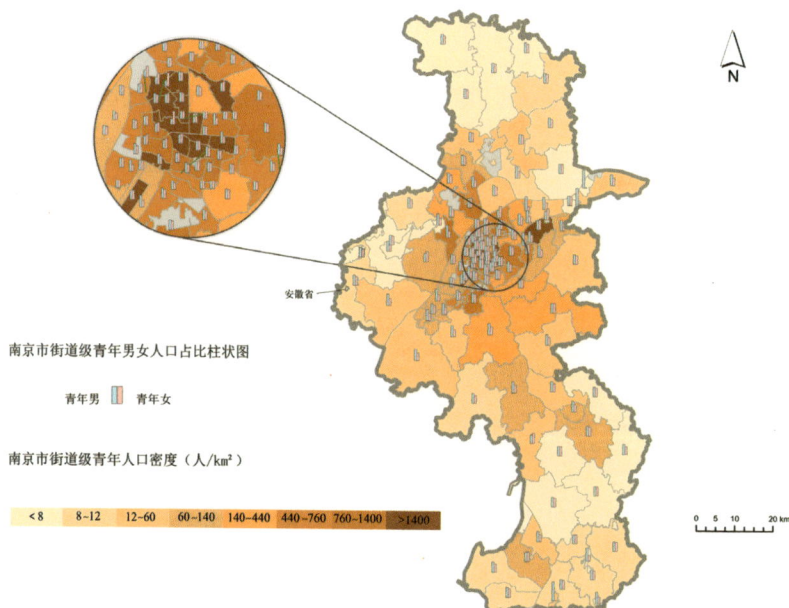

图 3-1 南京市街道级青年人口密度分布图

完善青少年生殖健康
服务政策的研究

3.4.1.2 南京市社区（村）级青年人口空间分布

南京市的青年人口在社区（村）层面上呈现出显著的不均衡分布特征，主要体现在人口的集中度上。城市中心区域，包括玄武区、秦淮区、建邺区和鼓楼区，是青年人口的主要聚集地带，这些区域的社区（村）青年人口普遍超过 850 人。同时，这些区域的青年人口密度也相对较高，如鼓楼区和玄武区的青年人口密度均超过了500 人 /km^2。

相比之下，南京市的边缘区域，如六合区、高淳区和溧水区等，青年人口的数量和人口密度均较低。这些区域的社区（村）青年人口通常不超过 50 人，人口密度更是低至 20 人 /km^2 以下。具体分布情况见图 3-2。

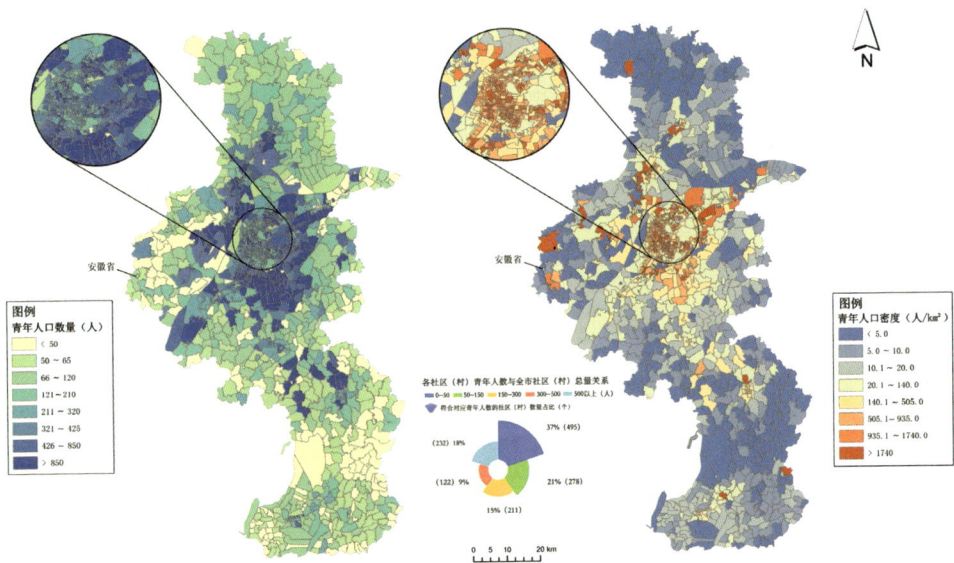

图中区划界限来源于天地图，仅供统计分析使用，不作划界依据。

图 3-2 南京市社区（村）青年人口数量、人口密度空间分布图

3.4.2　南京市人工流产服务机构空间分布特征

南京市开展人工流产服务的机构主要包括综合医院、专科医院、社区卫生服务中心和私立诊所等。其中，江宁区、鼓楼区和建邺区等主要城区的医疗资源相对集中。这些机构提供的生殖健康服务项目涵盖了生殖健康教育与咨询、基本避孕服务、性传播疾病的预防与治疗、孕前和孕期保健、青春期健康指导等多个方面。

3.4.2.1　机构级别和密度分布

南京市各级开展人工流产服务的医疗机构级别数量及密度空间分布如图3-3所示。

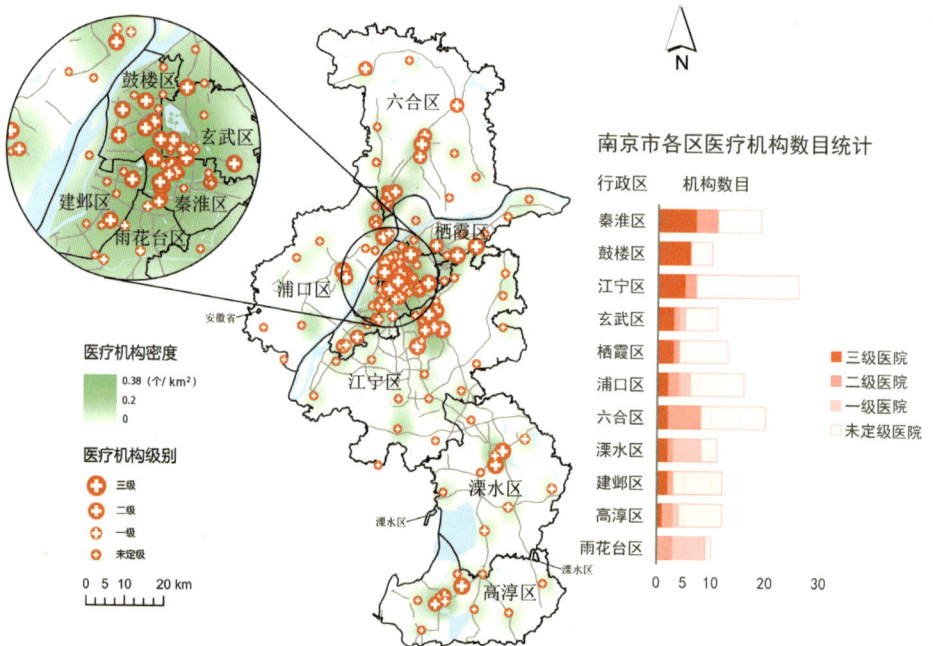

图中区划界限来源于天地图，仅供统计分析使用，不作划界依据。

图3-3　南京市人工流产医疗服务机构密度、级别空间分布图

根据对南京市人工流产医疗服务机构级别分布和密度图的观察，发现医疗机构的分布与行政区划密切相关。玄武区、秦淮区等中心城区的医疗机构数量和密度较高，居民容易获得医疗服务，且公共交通较为发达，居民的可达性更高。六合区和高淳区等郊区的医疗机构较少，居民获得人工流产服务的难度较大。

南京市开展人工流产的医疗机构等级分布呈现出"一中心、部分碎片化"的空间特征。"一中心"为老城区的部分街道如新街口街道等，这些区域的医疗机构等级较高；其他等级机构呈现碎片化分布，如高淳区淳溪镇、溧水区永阳镇、六合区雄州街道、浦口区江浦街道等。

3.4.2.2 机构等级分布

南京市共有 159 个有人工流产资质的医疗服务机构，利用核密度分析，用绿色由浅到深表示医疗机构的密度，如图 3-4 所示。

医疗服务机构密度为每 10 km² 范围内医疗服务机构的个数。在图 3-4 中，白色表示该区域内没有医疗机构分布，而饱和度和明度越高，则表示医疗机构分布越

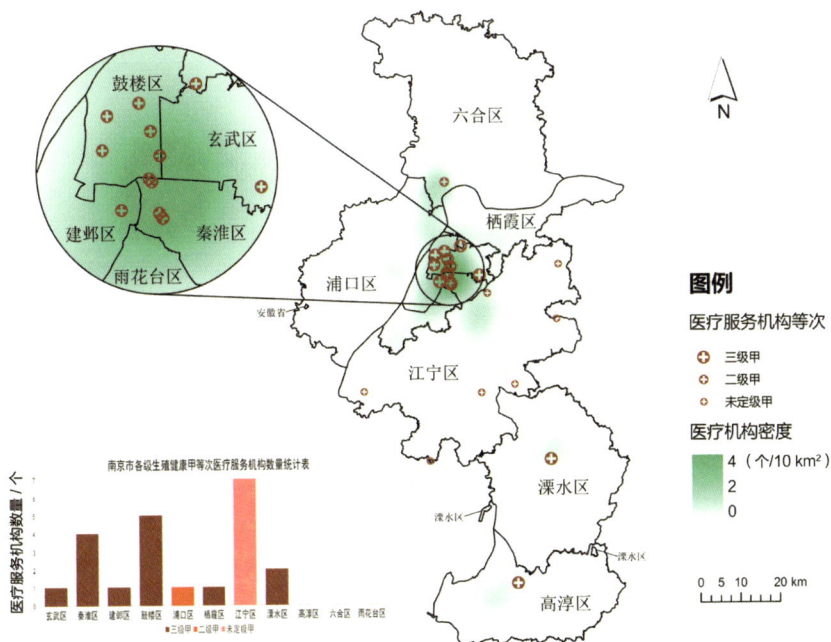

图中区划界限来源于天地图，仅供统计分析使用，不作划界依据。

图 3-4　南京市人工流产医疗服务机构等级空间分布图

密集，深色区域表示医疗机构集中分布。

由图 3-4 可知，医疗机构的地理分布呈现由中心城区向外扩散的趋势，主要集中在中心城区，特别是鼓楼区、玄武区、秦淮区和建邺区等地区，这些高密度地区以饱和度深、明度亮的深绿色表示。中等密度地区则集中在中心城区的边缘和部分外围城区，如栖霞区和雨花台区，其饱和度和明度次之。低密度地区则主要集中在城市的外围，如六合区和高淳区，这些区域的饱和度和明度较低。

3.4.2.3　有人工流产资质人员空间分布特征

南京市具有人工流产资质人员的数量和密度如图 3-5 所示。可以发现，人工流产资质人员主要集中在城市中心区域，其中秦淮区人数最多，达 130 人，江宁区和鼓楼区次之，而建邺区和雨花台区等地区相对较少，仅有 30 余人。

进一步分析有资质人员的密度，通过图 3-5 可见，城市中心区域的密度较高，最高值达到 2.65 人 /km²，而郊区和农村地区的人数较少，密度较低。

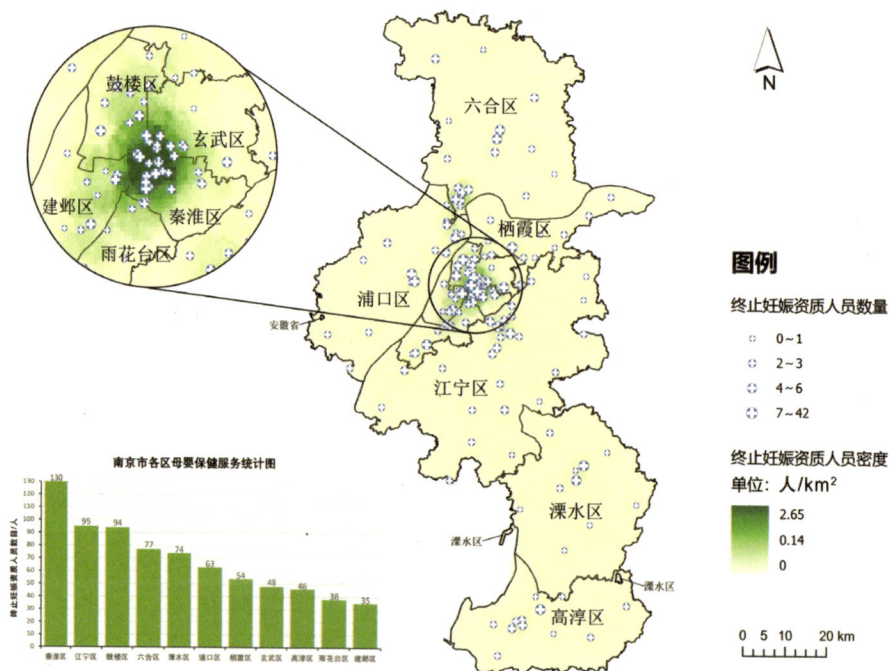

图中区划界限来源于天地图，仅供统计分析使用，不作划界依据。

图 3-5　南京市各级母婴保健服务——人工流产资质人员数量、密度空间分布图

3.4.2.4 机构床位空间分布

南京市人工流产服务机构床位总数为 44 005 张，其中鼓楼区、玄武区、建邺区和秦淮区等地共设有 24 274 张床位，占全市总床位的 55.16%，如图 3-6 所示。床位分布呈现出市区密集、郊区稀疏的特点。具体来看，鼓楼区、秦淮区、江宁区、建邺区等区域的床位数量相对较多，溧水区、高淳区、六合区等区域的床位数量相对较少。

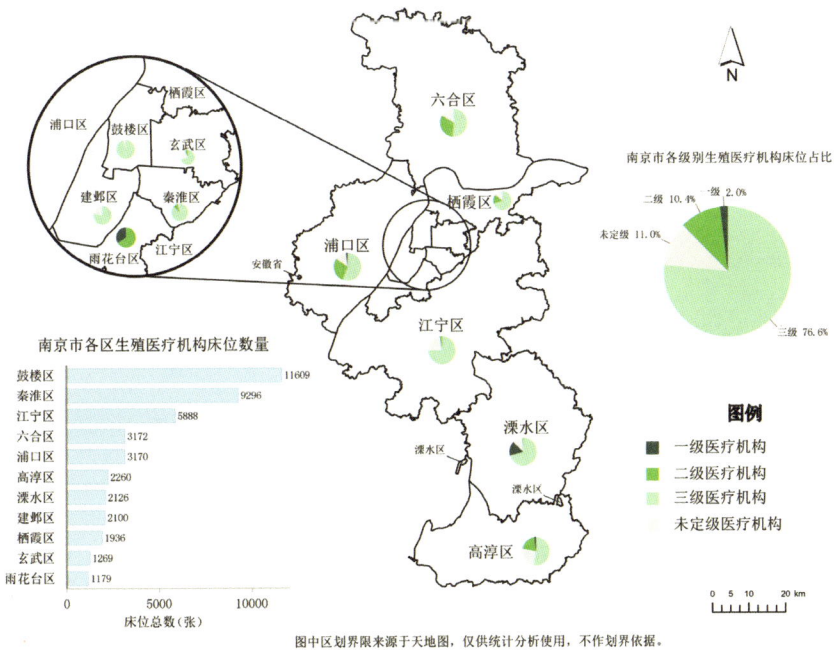

图 3-6　南京市生殖健康医疗健康服务床位数量分布图

床位密度较高的区域主要集中在鼓楼区、秦淮区、建邺区等区。其中，秦淮区和鼓楼区的床位密度高达 12 张 / 千人以上，如图 3-7 所示。相比之下，床位密度较低的地区则主要分布在郊区和农村地区，如六合区、溧水区等。此外，床位密度的分布与城市人口特征也有一定关联，市中心的鼓楼区尽管人口分布密集，但由于医疗机构众多，导致人均床位数相对偏低。

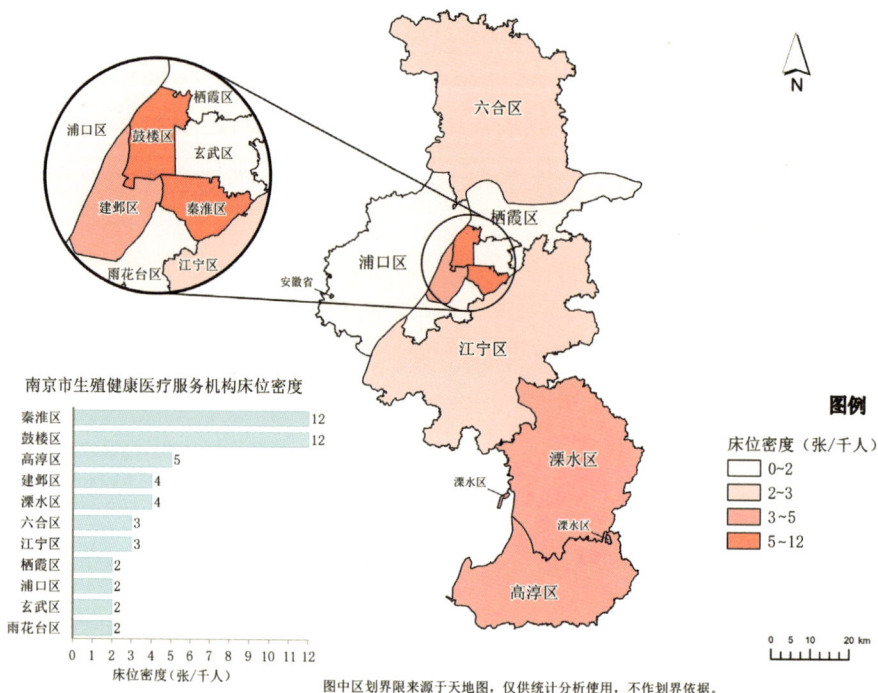

图 3-7　南京市人工流产医疗服务机构床位密度分布图

3.5　南京市人工流产服务医疗机构可达性分析

3.5.1　可达性分析方法

在南京市人工流产医疗可达性分析中，我们首先运用熵权法对各医疗机构的终止妊娠服务能力进行量化评估。熵权法作为一种基于信息熵的客观赋权方法，通过对医疗机构的床位数和终止妊娠服务人员数这两个关键指标进行熵值计算，能够客观地确定每个指标对服务能力的贡献权重。这种方法的应用确保了评估结果的客观性和准确性，从而得出每个医疗机构的综合服务能力评分。

根据评分结果，本研究设定了合理的阈值，将所有医疗机构划分为 A、B、C 和 D 四个级别，分别代表从高到低的服务能力。在明确医疗机构的服务能力级别之后，我们基于道路网数据进行了详细的服务区分析，如图 3-8 所示。

完善青少年生殖健康
服务政策的研究

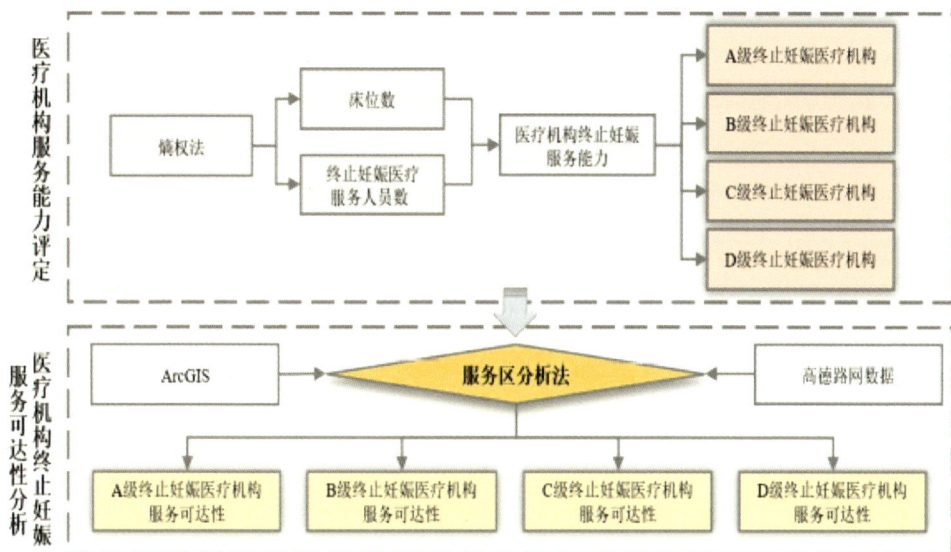

图 3-8　医疗机构终止妊娠服务可达性分析流程图

通过模拟从各级别医疗机构出发，在 15 min、30 min 和 60 min 内行车或步行的可达性范围，我们计算出了不同级别的医疗机构在这些时间段内能够覆盖的区域。这一分析直观地描绘了南京市内不同区域的医疗服务可达性，帮助我们识别出在特定时间范围内，哪些区域能够获得较为便捷的医疗服务，而哪些区域则面临着较长的就医时间。服务区分析的结果不仅揭示了医疗服务在城市中的空间分布特点，还为理解南京市生殖健康医疗资源的空间配置提供了重要的实证依据。

结合 20~24 岁青年人口的数据，我们进一步采用高斯两步移动搜索法对各区域的生殖健康服务可达性进行了更为精细的分析，如图 3-9 所示。高斯两步移动搜索法是一种改进的可达性分析方法，它包含两个核心步骤：一是计算青年人口在其所在地到达各医疗机构的可能性，二是评估这些医疗机构对不同区域的实际服务能力。该方法通过引入高斯衰减函数，充分考虑了距离对服务可达性的影响，从而能够更为准确地反映青年人口在空间上对生殖健康服务的实际获取能力。该方法不仅能评估各个医疗机构的服务辐射范围，还能有效识别出青年人口密集但医疗资源相对匮乏的区域中存在的服务盲点和服务空白区。

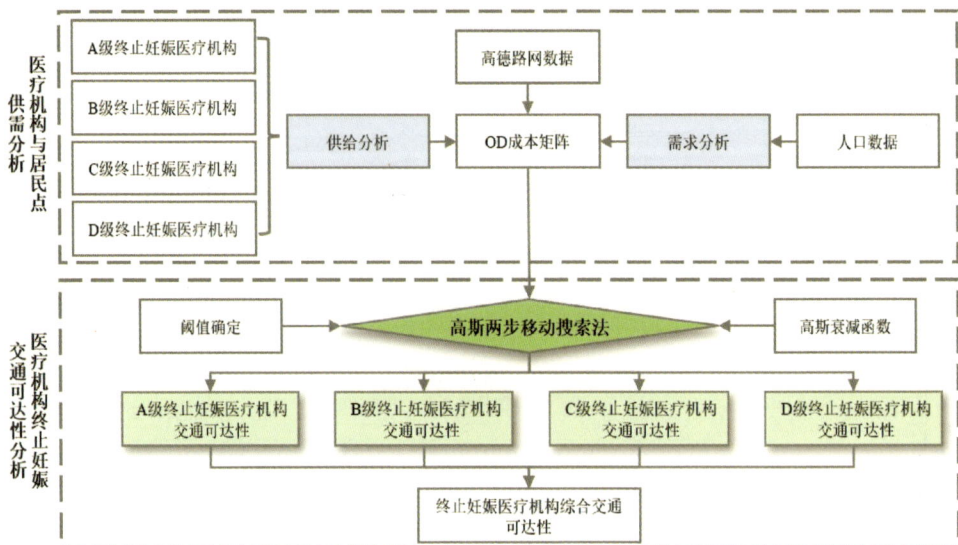

图 3-9 人工流产医疗机构交通可达性分析流程图

3.5.2 医疗机构终止妊娠服务能力计算与分级

研究选取床位数和有人工流产资质的人员数两个关键指标来全面评估各医院的服务能力。通过运用熵权法，我们对这两个指标进行了权重计算，结果显示，床位数的权重为 0.628，而有人工流产资质的人员数的权重为 0.372。在此基础上，我们构建了服务能力评估函数，并依据加权后的数值将南京市 159 家医疗机构科学合理地划分为四个等级：服务指标数值大于等于 1 000 的 8 家医院被划定为 A 等级，具备极高的服务能力；服务指标数值大于等于 200 且小于 1 000 的 27 家医院被划定为 B 等级，服务能力较强；服务指标数值大于等于 50 且小于 200 的 41 家医院则被归为 C 等级，服务能力一般；服务指标数值小于 50 的 83 家医院被划定为 D 等级，服务能力相对较弱。

南京市 A 级人工流产机构相对集中，主要分布在玄武区、鼓楼区和秦淮区等市中心区域。B 级医疗机构分布较为分散，逐渐向浦口区、江宁区和雨花台区等外围区域扩展。C 级医疗机构则更为广泛地分布在玄武区、秦淮区以及溧水区、高淳区、六合区和栖霞区等地。D 级医疗机构分布相对均匀，从南京市中心的鼓楼区向外，密度逐渐递减。具体分布情况见图 3-10。

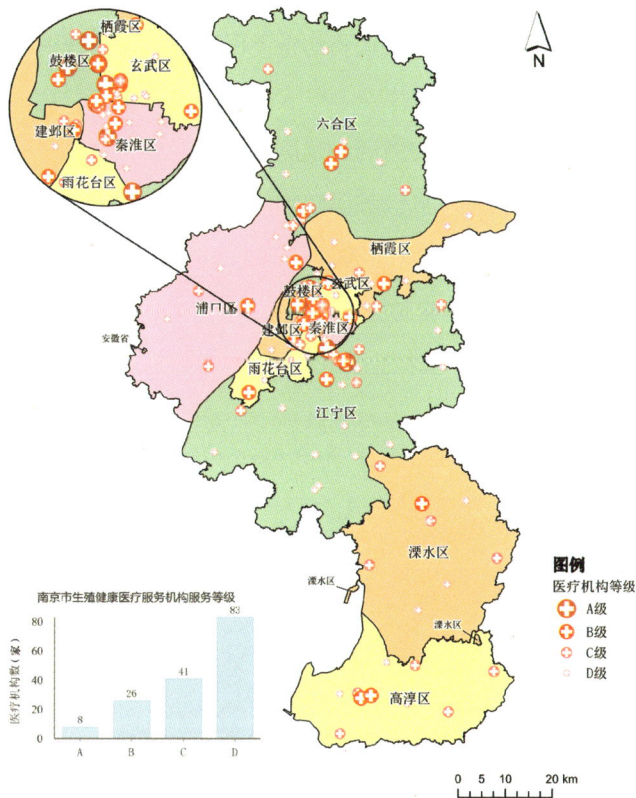

图中区划界限来源于天地图，仅供统计分析使用，不作划界依据。

图 3-10　南京市人工流产医疗服务机构分级图

3.5.3　基于服务区分析法的南京市医疗机构终止妊娠服务能力可达性分析

服务区分析法是对图论和运筹学相关理论的应用，通过将交通道路、医院、街道、河流等具体事物转化为数字模型来进行分析。在日常生活中，存在着各种网络，如无形的人际关系网络、互联网，以及有形的交通道路网络、通信网络等。城市中遍布的交通道路可以看作一种交通道路网络，基于这一网络，我们可以研究医疗机构的服务范围及其可达性等内容。

网络的基本要素包括：中心（centers），本研究所指的中心为各级医院的地理坐标，以点来表示；连接（links），即本研究中的南京市主要城区的交通道路网络，使用矢量化的数据，涵盖高速公路、国道、省道、城市快速路等；节点（nodes），即道路与道路的交汇点，在实际情况中即为路口；阻力（impedance），指城市中不同的道路具有不同的通行速度，我们将这种不同的通行速度理解为阻力，本研究中的阻力特指驾车出行方式下的阻力。

服务区分析是在给定阻抗（如时间、速度等）范围内，采用驾车出行方式，从各个街道出发前往某医院，能够到达该医院的所有街道即为该医院的服务范围。此方法以实际的交通网络为基础。

3.5.3.1　A级医疗机构服务可达性

南京市A级医疗机构服务可达性分布如图3-11所示。图中不同颜色的区域代表了不同的医疗服务可达性水平：深蓝色区域表示医疗服务覆盖范围内的居民可以

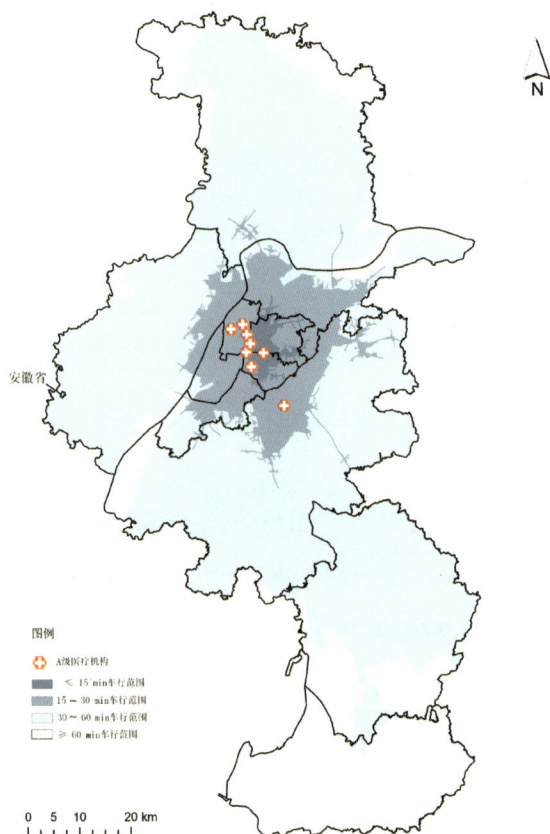

图中区划界限来源于天地图，仅供统计分析使用，不作划界依据。

图3-11　南京市A级终止妊娠机构的可达性分布图

在较短时间内（通常在 15 min 以内）到达 A 级医疗机构；浅蓝色区域表示医疗服务可达时间为 15~30 min 的区域；浅色区域表示医疗服务可达时间为 30~60 min 的区域；蓝白色区域则表示医疗服务可达时间超过 60 min 的区域。

3.5.3.2 B 级医疗机构服务可达性

南京市 B 级医疗机构服务可达性分布如图 3-12 所示。从图中可以看出，南京市的中心城区，即市中心及其周边区域，深紫色和中紫色区域较为集中，表明这些区域的医疗服务可达性较好，大部分居民能够在 30 min 内到达 B 级医疗机构，主要涵盖鼓楼区、玄武区、秦淮区和建邺区等地。这显示了南京市的 B 级医疗资源在市中心区域分布较为密集，能够较好地满足居民的医疗需求。

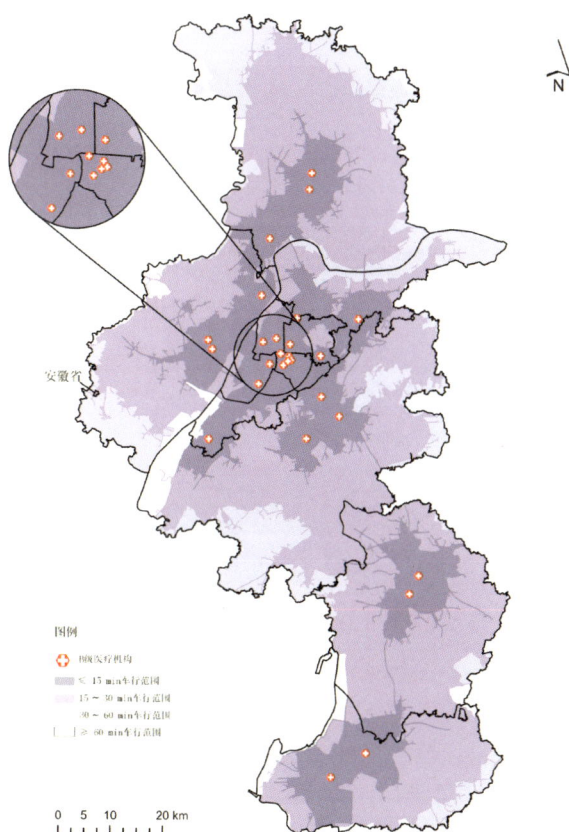

图中区划界限来源于天地图，仅供统计分析使用，不作划界依据。

图 3-12　南京市 B 级终止妊娠机构的可达性分布图

3.5.3.3　C级医疗机构服务可达性

南京市 C 级生殖健康医疗服务资源在南京市不同地区的分布呈现差异性，城市中心区域分布较为集中，而郊区则分布较为稀疏且均匀。如图 3-13 所示，不同区域在不同时间段内 C 级医疗机构的服务可达性分布结果各异。在 15 min 生活圈内，鼓楼区、建邺区和雨花台区呈现出较高的可达性；进入 30 min 生活圈后，C 级医疗机构的服务范围显著扩大，可达性也随之显著提升；在 60 min 生活圈内，南京市全市居民均可实现对 C 级医疗机构的服务可达。这表明在 C 级医疗机构框架下，市民对医疗机构服务的可达性较高，这可能与医疗机构覆盖率的提升以及交通便利程度的提高有密切关系。

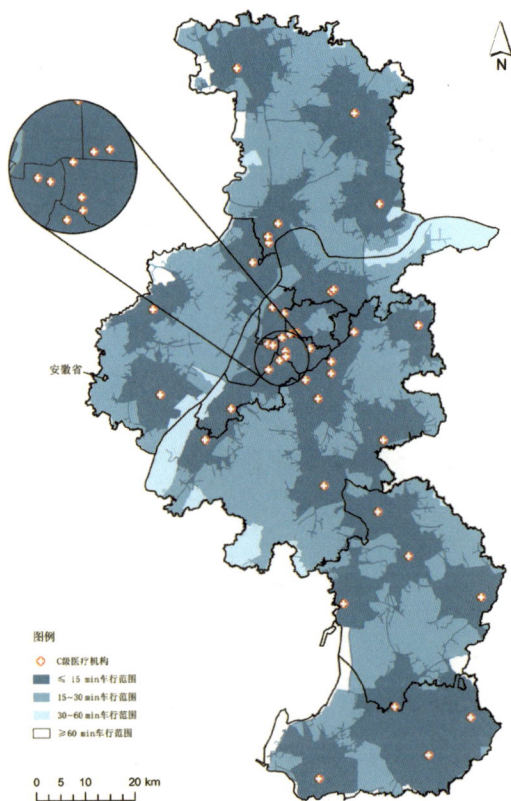

图中区划界限来源于天地图，仅供统计分析使用，不作划界依据。

图 3-13　南京市 C 级终止妊娠机构的可达性分布图

完善青少年生殖健康
服务政策的研究

3.5.3.4　D 级医疗机构服务可达性

南京市 D 级生殖健康医疗服务资源在城市不同地区的分布同样呈现差异性，城市中心区域分布较为集中，而郊区则分布更为稀疏且均匀。南京市 D 级医疗机构服务可达性分布如图 3-14 所示，不同区域在不同时间段内 D 级医疗机构的服务可达性分布结果也各不相同。在 15 min 生活圈内，秦淮区和玄武区呈现出较高的可达性；进入 30 min 生活圈后，南京市各区基本上都能实现对 D 级医疗机构服务的可到达；在 60 min 生活圈内，南京市全市居民均可实现对医疗机构的服务可达。这表明在 D 级医疗机构框架下，市民对医疗机构服务的可达性同样较高，这可能与医疗机构覆盖率的提高密切相关。

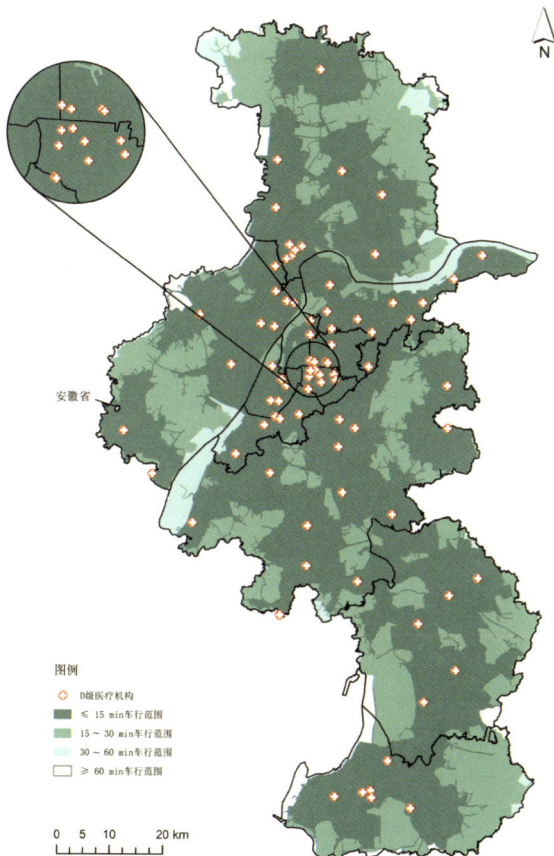

图中区划界限来源于天地图，仅供统计分析使用，不作划界依据。

图 3-14　南京市 D 级终止妊娠机构的可达性分布图

3.5.4 基于高斯两步移动搜索法的南京市医疗机构人工流产服务能力可达性分析

本研究采用高斯两步移动搜索法对南京市主要城区医院的可达性进行测度。传统两步移动搜索法（2SFCA）在测度时不仅考虑供应点（医院），还考虑需求点（街道），分别以供应点和需求点为中心进行两次搜寻，每次搜寻以某个阈值为搜寻半径，最终对需求点所能到达的所有供应点的供需比进行求和，求和数值越大，表明可达性越高。

第一步：计算供需比。以医院 j 为中心，d_0 为搜索半径，将医院 j 的床位数除以该搜索范围内所有居委会（村）的人口数总和，结果为医院 j 的供需比 R_j。则医院 j 的供需比 R_j = 医院 j 的床位数 / 医院 j 搜索范围内所有街道的人口数总和。计算公式如下：

$$R_j = \frac{S_j}{\sum\limits_{i \in \{d_{ij} \leqslant d_0\}} D_i}$$

其中，S_j 为医院具有终止妊娠手术资质人员数、机构床位数、机构等次和机构级别归一化后的计算结果，D_i 为居委会（村）的人口数，d_{ij} 为居委会与医院之间的距离，R_j 为医院 j 的供需比。如图 3-15 所示，有 1、4、7 的街道办事处，位于医院 b 在搜索范围内，因此医院 b 的供需比等于 b 的床位数与 1、4、7 街道人口总数的比值。

第二步：可达性的计算。以街道 i 的街道办事处为中心，d_0 为搜索半径，识别出该搜索范围内的所有医院，将在该搜索范围内的所有医院的供需比求和，得出的结果就是街道 i 的医疗机构可达性 A_i^F，则可达性 A_i^F = 街道 i 搜索范围内所有医院的供需比之和。计算公式如下：

$$A_i^F = \sum\limits_{n \in \{d_{ij} \leqslant d_0\}} R_n$$

其中，A_i^F 为街道 i 的可达性，A_i^F 值越大，说明可达性越好。如图 3-15 所示，街道 4 的搜索范围内包含医院 b 和 d，则街道 4 的可达性为医院 b 和 d 的供需比之和。

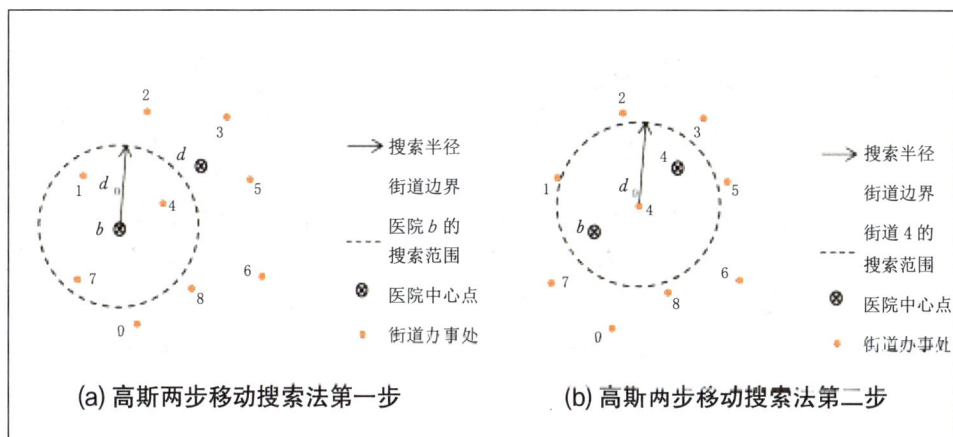

图 3-15　高斯两步移动搜索法

尽管两步移动搜索法具有诸多优势，并在各个领域得到广泛应用，但学者们也发现了其局限性：1）2SFCA 仅考虑供给点与需求点之间的直线距离，忽略了实际的交通道路通行距离，导致计算结果较为理想化；2）2SFCA 未考虑供给点规模对搜索半径的影响，而实际情况中半径会随供给点规模变化；3）2SFCA 将搜索半径范围内距离供给点最近和最远的需求点所获取服务的情况视为同质，忽略了距离对服务获取的影响。

针对以上缺点，本研究所采用的搜索半径基于南京市主要城区实际道路交通网络的驾车通行时间，并考虑了驾车出行 15 min、30 min 和 60 min 时的可达性，实现了对搜索半径的动态调整。同时，在传统两步移动搜索法的基础上加入了高斯函数，作为距离衰减函数进行调整。此外，搜索阈值的设定对可达性研究产生影响，目前尚无统一标准。根据其他学者的研究经验及南京市生殖健康研究的实际情况，利用熵权法计算医疗设施服务能力差异，将医疗机构划分为 A、B、C、D 四个等级，并设定相应的距离阈值（A 级 6 000 m、B 级 5 000 m、C 级 3 000 m、D 级 1 500 m），对各等级医疗机构在 15 min、30 min、60 min 内的可达性进行再次分析，利用反距离权重方法对医疗服务能力空间分异特征及可达性水平进行可视化表达。对于医疗机构综合可达性分析，根据《2023 年度中国主要城市通勤检测报告》设定 36 min 为搜索半径。

3.5.4.1 A级医疗机构服务交通可达性

对南京市 A 级医疗机构根据高斯两步移动搜索法进行交通可达性分析,结果如图 3-16 所示。在 15 min 时间段内,划分为低可达性 (0.000-0.004)、较低可达性 (0.004-0.006)、中可达性 (0.006-0.010)、较高可达性 (0.010-0.014)、高可达性 (0.014-0.017);在 30 min 时间段内,划分为低可达性 (0.000-0.006)、较低可达性 (0.006-0.010)、中可达性 (0.010-0.014)、较高可达性 (0.014-0.018)、高可达性 (0.018-0.021);在 60 min 时间段内,划分为低可达性 (0.000-0.008)、较低可达性 (0.008-0.012)、中可达性 (0.012-0.015)、较高可达性 (0.015-0.019)、高可达性 (0.019-0.021)。

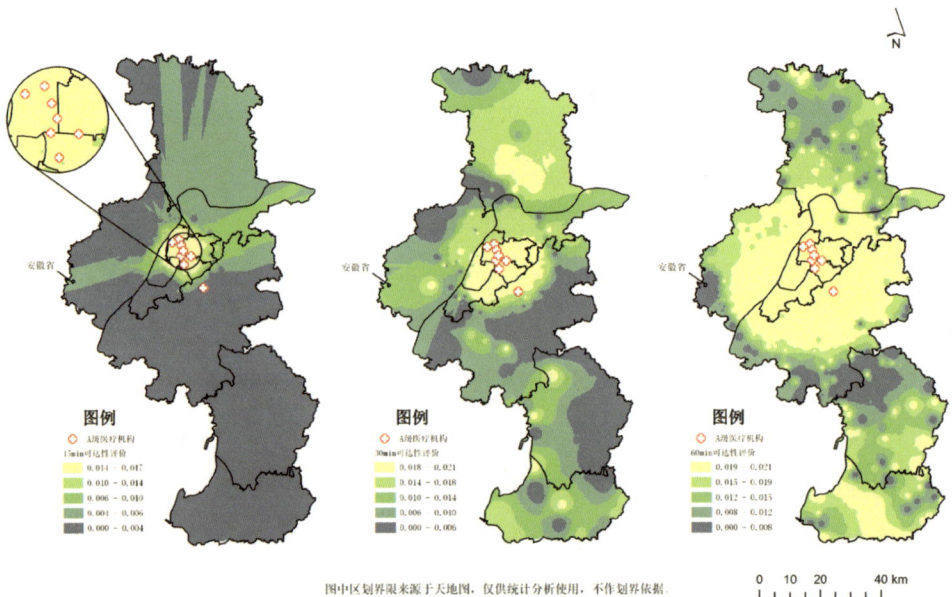

图 3-16 南京市 A 级终止妊娠机构的交通可达性分布图

3.5.4.2 B级医疗机构服务交通可达性

南京市 B 级医疗机构交通可达性分析结果如图 3-17 所示。在 15 min 时间段内,划分为低可达性 (0.000-0.022)、较低可达性 (0.022-0.085)、中可达性 (0.085-0.194)、较高可达性 (0.194-0.318)、高可达性 (0.318-0.433);在 30 min 时间段内,划分为低可达性(0.000-0.047)、较低可达性(0.047-0.125)、中可达性(0.125-0.243)、较高可达性(0.243-0.376)、高可达性(0.376-0.521);在60 min时间段内,划分为低可达性(0.000-0.099)、较低可达性(0.099-0.207)、中可达性(0.207-0.342)、较高可达性(0.342-0.461)、高可达性(0.461-0.542)。

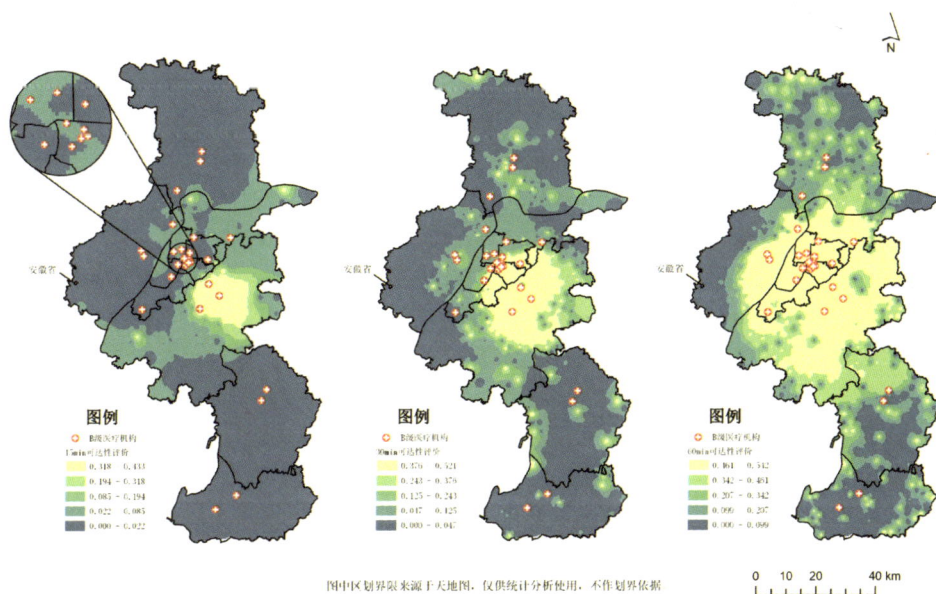

图3-17 南京市B级终止妊娠机构的交通可达性分布图

3.5.4.3 C级医疗机构服务交通可达性

南京市C级医疗机构交通可达性分析结果如图3-18所示。在15 min时间段内,划分为低可达性(0.000-0.007)、较低可达性(0.007-0.051)、中可达性(0.051-0.096)、较高可达性(0.097-0.139);在30 min时间段内,划分为低可达性(0.000-0.016)、较低可达性(0.016-0.041)、中可达性(0.041-0.070)、较高可达性(0.070-0.111)、高可达性(0.111-0.165);在60 min时间段内,划分为低可达性(0.004-0.054)、较低可达性(0.055-0.103)、中可达性(0.104-0.146)、较高可达性(0.147-0.190)、高可达性(0.191-0.266)。

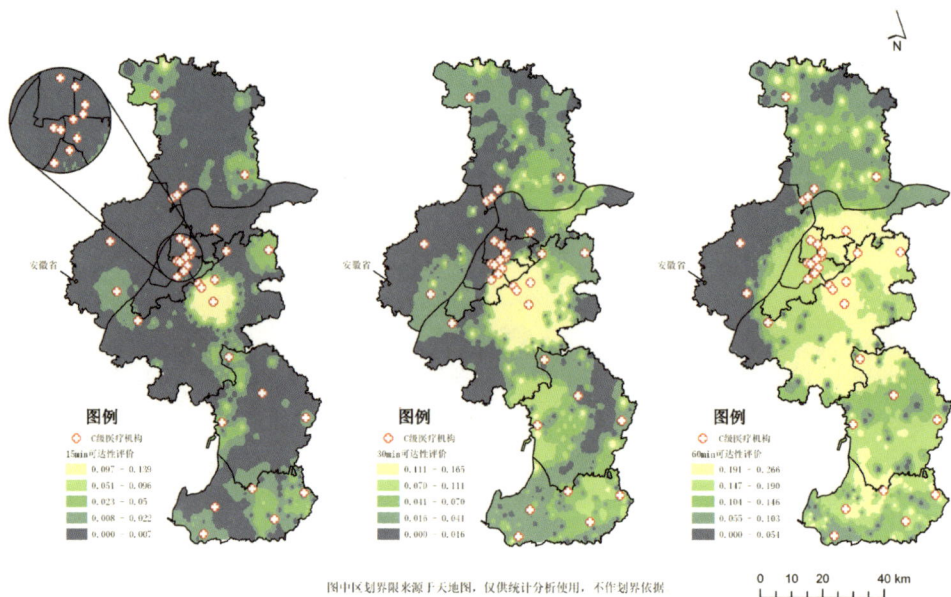

图3-18 南京市C级终止妊娠机构的交通可达性分布图

3.5.4.4　D级医疗机构服务交通可达性

南京市D级医疗机构交通可达性分析结果如图3-19所示。在15 min时间段内，划分为低可达性(0.000-0.002)、较低可达性(0.002-0.005)、中可达性(0.005-0.009)、较高可达性(0.009-0.013)、高可达性(0.013-0.020)；在30 min时间段内，划分为低可达性(0.000-0.008)、较低可达性(0.008-0.015)、中可达性(0.015-0.020)、较高可达性(0.020-0.027)、高可达性(0.027-0.047)；在60 min时间段内，划分为低可达性(0.000-0.016)、较低可达性(0.017-0.027)、中可达性(0.028-0.040)、较高可达性(0.041-0.053)、高可达性(0.054-0.073)。

完善青少年生殖健康
服务政策的研究

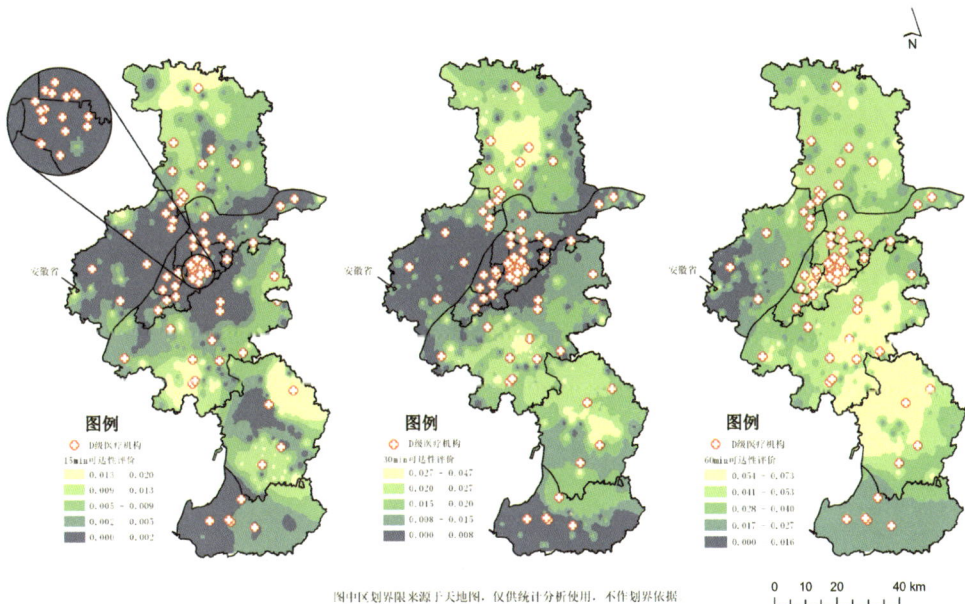

图 3-19　南京市 D 级终止妊娠机构的交通可达性分布图

　　南京市生殖健康医疗综合交通可达性点值如图 3-20 和图 3-21 所示，高可达性区域分散分布，主要集中在鼓楼区、秦淮区的大部分区域、高淳区北部、江宁区中部以及六合区南部。中等可达性区域集中于南京市的主城区和六合区。低可达性区域主要位于城区和郊区的结合部。通过对点值进行反距离权重插值后的热力图（图 3-22）显示，市中心地区虽然医疗资源丰富，但人口相对密集，医疗资源与需求之间达到相对平衡，整体可达性表现出一定的均衡性。在高淳区、溧水区和六合区，青年人口密度较低，但医疗资源相对充足，使得局部区域的可达性呈现高值。表 3-1 列出了南京市生殖健康医疗可达性排名前十的居委会，其中高淳区的双红村居委会的生殖健康医疗可达性最高，这得益于其临近南京市高淳区古柏中心卫生院和南京市高淳人民医院，就医时间短、选择性多。同时，南京市高淳人民医院作为三级甲等综合医院，终止妊娠手术资质人员数为 15 人，机构床位数为 1 200 张，医疗服务能力评估得分为 759.18，处于较高水平，因此，综合出行时间、医院床位数等多项指标，双红村居委会的生殖健康医疗可达性最高。

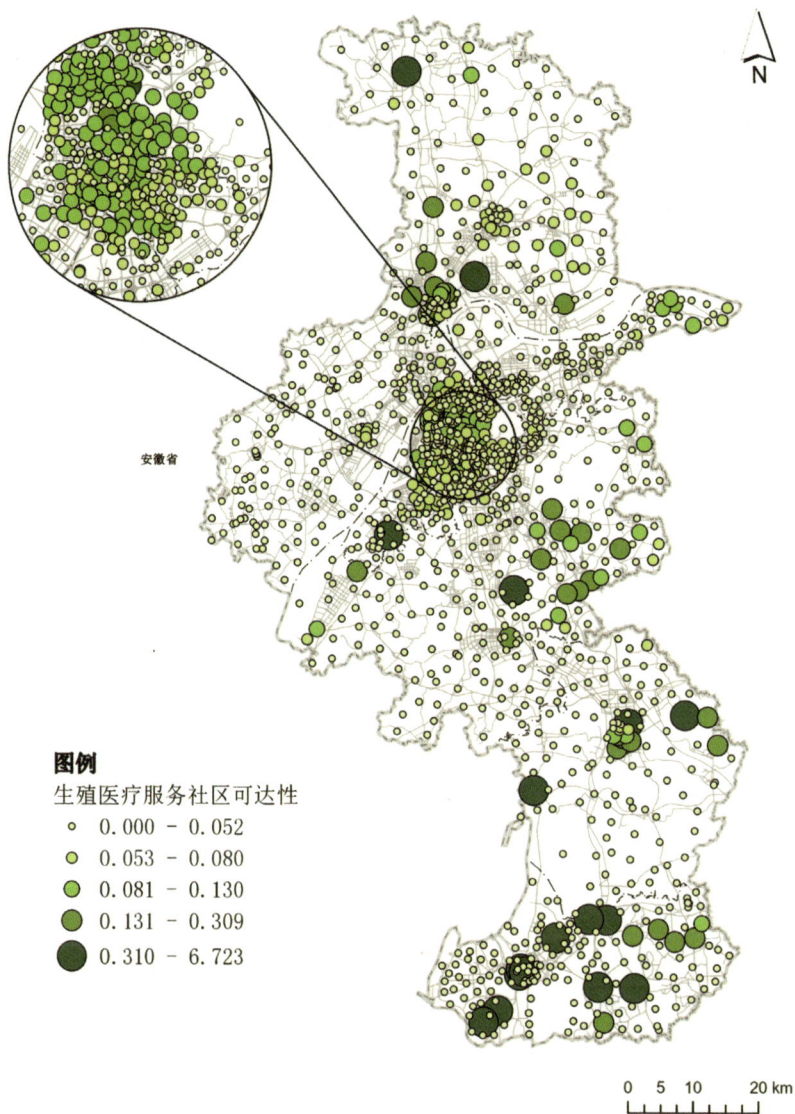

图例

生殖医疗服务社区可达性

- ∘ 0.000 - 0.052
- ∘ 0.053 - 0.080
- ● 0.081 - 0.130
- ● 0.131 - 0.309
- ● 0.310 - 6.723

安徽省

0 5 10 20 km

图中区划界限来源于天地图，仅供统计分析使用，不作划界依据。

图 3-20　南京市生殖健康医疗综合交通可达性点值图

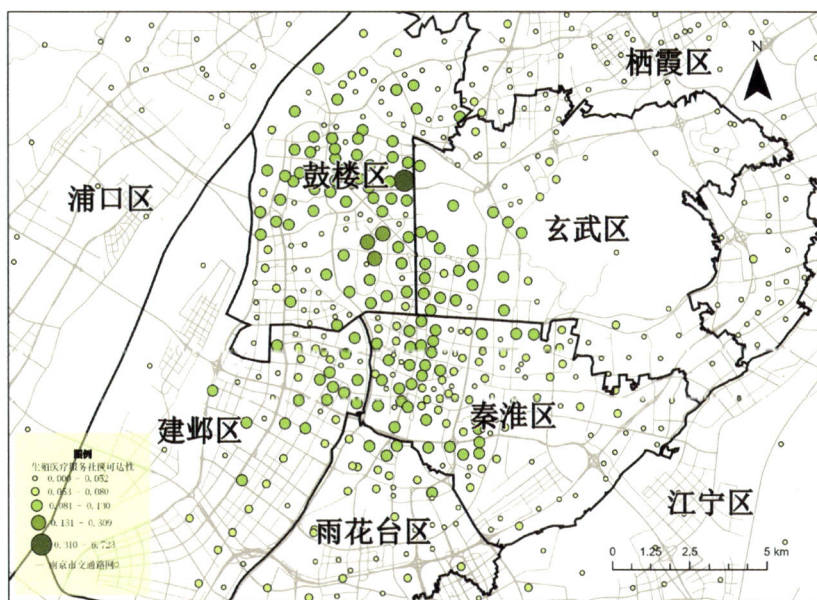

图中区划界限来源于天地图，仅供统计分析使用，不作划界依据。

图 3-21　南京市主城区生殖健康医疗综合交通可达性热点值图

表 3-1　南京市终止妊娠机构医疗服务可达性排名前十居委会

序号	所在区	名称	可达性
1	高淳区	双红村委会	7.029
2	六合区	长芦中心社区居委会	3.473
3	江宁区	火炬村委会	2.335
4	高淳区	双岗村委会	0.898
5	溧水区	板桥居委会	0.830
6	高淳区	茅城社区居委会	0.776
7	溧水区	明觉社区居委会	0.500
8	鼓楼区	工人新村社区居委会	0.477
9	高淳区	淳西社区居委会	0.450
10	高淳区	栗园社区居委会	0.434

通过对点值进行反距离权重插值后绘制的热力图显示，市中心地区虽然医疗资源丰富，但人口相对密集，医疗资源与需求之间达到相对平衡，整体可达性表现出一定的均衡性。在高淳区、溧水区和六合区，青年人口密度较低，但医疗资源相对充足，使得局部区域的可达性呈现高值。具体见图3-22。

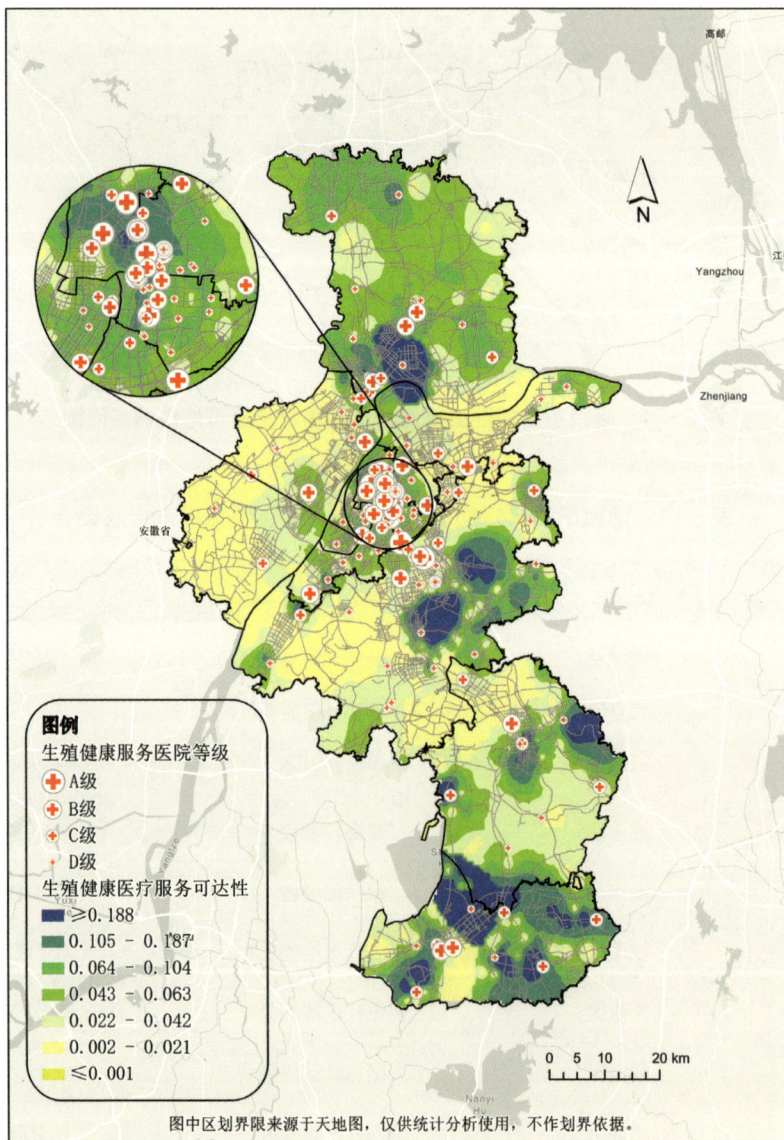

图 3-22　南京市人工流产服务机构可达性热力图

3.6 研究结果

本研究通过熵权法，根据生殖健康服务指标（床位数和终止妊娠服务人员数）对南京市的医疗机构进行了等级划分，共分为四个等级：A、B、C、D。服务指标数值大于1 000的8家医院被列为A等级，大于200小于1 000的27家医院被分为B等级，大于50小于200的41家医院为C等级，小于50的83家医院为D等级。A级医疗机构相对集中，主要分布在玄武区、鼓楼区和秦淮区，如江苏省中医院和南京市鼓楼医院等。B级医疗机构相比于A级分布较为分散，向浦门区、江宁区和雨花台区扩展。C级医疗机构主要分布在玄武区和秦淮区，但比B级更加分散，溧水区、高淳区、六合区和栖霞区等地也有大量分布。D级医疗机构分布较为均匀，从南京市中心的鼓楼区向外，密度逐渐减少。

南京市A级医疗机构服务可达性分析结果显示：A级医疗机构主要位于南京市的中心城区，服务覆盖范围较为集中。15 min可达性主要面向主城区居民，30 min可达性拓展至主城区更大范围及六合区及少数南部区域居民。60 min可达性条件下，A级医疗机构覆盖范围较大。南京市生殖健康服务A级医疗机构可达性随着通勤时间长短显示出明显的分级，通勤时间越长，可达性越高。

南京市B级医疗机构服务可达性分析结果显示：南京市的中心城区服务覆盖范围较为集中，周边区域有零星分布。相较于A级机构，B级机构15 min可达性高的区域偏于主城区东南方向，30 min可达性高的区域不仅在主城区东南方，而且周边区域可达性也较高。60 min时间，B级机构在全市大部分区域还是具有较高的可达性。

南京市C级生殖健康医疗服务可达性分析结果显示：医疗资源在南京市不同地区的分布呈现差异性，城市中心区域分布较为集中，郊区分布较稀疏且均匀。南京市不同区域在不同时间段内C级医疗机构服务可达性分布结果不同。在15 min生活圈内，鼓楼区、建邺区和雨花台区呈现较高的可达性；在30 min生活圈内，C级医疗机构服务范围显著扩大，可达性显著提升；在60 min生活圈内，南京市全市居民均可实现对医疗机构的服务可达。这反映出在C级医疗机构框架下，市民对医疗机构服务有较高的可达性，这一现象可能与医疗机构覆盖率的提升以及交通便利程度的提高有密切关系。

南京市 D 级医疗机构服务可达性分析结果显示：D 级生殖健康医疗服务资源相较于 A 级、B 级在郊区和城市边缘区分布密度较高，城市中心区域分布较为集中，郊区分布稀疏且均匀。南京市不同区域在不同时间段内 D 级医疗机构服务可达性分布结果不同。在 15 min 生活圈内，主城区的可达性较高；在 30 min 生活圈内，主城区相对于其他区域可达性仍较高，但南京市各区基本上都能实现对 D 级医疗机构服务的可到达；在 60 min 生活圈内，南京市全市居民均可实现对医疗机构的服务可达。这反映出在 D 级医疗机构框架下，市民对医疗机构服务有较高的可达性，这一现象可能与医疗机构覆盖率的提高有关。

综合多级医疗服务机构的可达性分析结果显示：可达性高值区主要位于鼓楼区中部、江宁区东北部、六合区南部、高淳区大部、溧水区东部等区域。其中，高淳区双红村居委会的生殖健康医疗可达性最高，这得益于其临近南京市高淳区古柏中心卫生院和南京市高淳人民医院，就医时间短、选择性多。因此，综合出行时间、医院床位数等多项指标，高淳区整体生殖健康医疗可达性最高。主城区的生殖健康医疗可达性整体水平较高，且均衡性较强；而栖霞区、浦口区、江宁区西部、溧水区北部等区域的生殖健康医疗可达性较低。江宁区和溧水区的医疗资源不均衡性较为突出。

3.7 研究结论

3.7.1 城郊接合部的服务机构分布有待完善

南京市中心城区的青年人口密度显著高于郊区和城乡接合部。人工流产服务机构医疗资源在中心城区较为集中，而郊区和城乡接合部则相对稀缺，不能较好地满足该地区青年人群的服务需求。

3.7.2 城郊接合部的交通可达性有待提升

公共交通网络在中心城区较为发达，而城郊接合部的公共交通覆盖率较低。南京市人工流产服务医疗机构在高人口密度区域能够较好地满足青年群体需求，但在人口稀疏的城郊接合部，交通可达性较差，导致医疗服务资源配置与青年人口需求存在不匹配现象。

第四章　青少年人工流产服务的可负担性研究

人工流产是世界范围内生殖健康领域的优先议题之一，广泛存在于世界各国。近年来，我国每年约有 900 万人次的人工流产，重复流产率超过一半，且年轻未育女性占比高。在使用辅助生殖技术的人群中，有人工流产史者占比高达 88.2%。人工流产（包括药物流产）可能引发输卵管不通、宫腔粘连等并发症，甚至导致女性继发不孕，而多次重复人工流产则会进一步增加并发症及继发不孕的风险。

4.1　江苏省青少年人工流产服务偏好研究

2016 年，由中国医药卫生体制改革联合研究合作方提出的"以人为本的一体化服务（people-centered and integrated healthcare, PCIC）"模式强调，要精准满足患者及其家庭的需求，制定医疗决策、分配医疗卫生资源，并帮助患者提高健康素养与自我决策能力，从而更积极地参与医疗服务制定过程，提高患者满意度与健康结果。因此，了解供需双方偏好差异，提升青少年人工流产服务质量，在患者层面赋权患者，使其积极参与疾病管理，对提高患者的就诊依从性和满意度具有重要意义。

4.1.1　研究方法

供需双方人工流产服务偏好调查是基于离散选择实验（discrete choice experiment, DCE）。离散选择实验作为一种显示性偏好揭示方法，是识别和评估健康结果以及卫生服务相关决策相对重要性的一种有效手段，近年来已广泛应用于卫生服务领域。本研究将对离散选择实验的设计与调查进行详细阐述。

4.1.1.1 离散选择实验步骤

根据国际药物经济学与结果研究学会（ISPOR）联合分析实践指南，以及卫生服务领域中的离散选择实验应用指南，本研究将离散选择实验的关键步骤分为四个部分：政策问题的识别与转化、属性及其水平设定、实验设计与选择集构建、实验情景与问卷设计。

（1）政策问题的识别与转化

完善青少年人工流产服务、提升服务的有效性和可及性、保护青少年生育力，是新时代下促进人口长期均衡发展的重要途径。然而，如何进一步优化人工流产服务，促进青少年和医务人员的供需匹配，既是一个政策问题，也是个体行为选择问题。因此，本研究首先需深入了解个体行为选择过程，明确驱动个体决策行为的关键因素；其次，评估行为选择的差异及其来源；同时，监测和评估关键政策变量与利益结果之间的关系，并预测政策环境或干预因素变化可能产生的影响，从而为卫生政策的进一步优化设计提供研究证据。本研究将人工流产服务质量提升问题转化为以下具体问题：

- 供需双方各自的选择偏好如何？即哪些属性更重要，重要程度如何？
- 供需双方的偏好是否存在差异？差异来源于哪些方面？
- 供需双方对重要属性和水平的支付意愿与供给意愿是多少？

（2）属性及其水平设定

属性及其水平的设定是进行离散选择实验的关键步骤之一。属性可以是定量或定性的，通常通过文献回顾、定性访谈、焦点小组讨论以及专家咨询等定性研究方法来确定。离散选择实验不必包含所有对受访者重要的属性，但需捕获大多数人认为显著的关键属性，以避免受访者对遗漏属性进行推断。此外，还需考虑属性是通用的（所有属性的水平相同）还是备选方案特定的（属性和/或水平因备选方案而异）。

本研究主要通过文献回顾、定性访谈、焦点小组讨论以及专家咨询等定性研究方法来进行签约服务属性及其水平的设定。

① 系统性文献综述

通过对利用离散选择实验进行人工流产服务偏好研究的文献回顾，我们发现目前仅有一篇从需方视角探讨人工流产服务偏好的研究。2024 年，Jane W.

Seymour 等学者在研究中纳入了从家到医疗机构的距离、等待时间、流产方式、交付模式、服务费用五个属性。将主题词扩大至生殖健康领域，Olujide Arije 等学者在尼日利亚青少年和年轻人对性健康和生殖健康服务偏好的离散选择实验中，选择了工作人员类型、工作人员态度、物理环境、服务费用、避孕药具的可获得性、开放时间、等待时间七个属性。Stavros Petrou 等学者在基于离散选择实验的女性对妊娠早期流产处理属性的偏好研究中，纳入了经历的疼痛程度、治疗后的并发症、治疗后恢复正常活动所需的时间、治疗后出血天数、在医院治疗的时间、费用六个属性。Tara Shochet 等学者在分析影响妇女人流服务方式和提供者偏好的决定因素时，纳入了治疗时间长短、疼痛程度、地点偏好、侵入程度、是否有覆盖的医疗保险、胎龄、隐私与保密、医护人员的态度等属性。然而，目前尚未发现应用离散选择实验专门测量人工流产服务偏好的研究。

本研究参考了其他相关研究中纳入的人工流产服务属性，并结合当前政策背景与要求，如《健康中国行动（2019—2030 年）》《人工流产后避孕服务规范（2018版）》等文件中的具体指导意见，纳入了对女性生育力的影响、术后避孕服务的提供两个属性。因此，综合文献回顾以及相关政策文件要求，本研究初步构建了对人工流产服务可能重要的属性池，如表 4-1 所示。

表 4-1　人工流产服务偏好研究重要属性池

序号	属性	描述
1	自付费用	指人工流产服务中个人需要承担的费用
2	等待时间	指首次预约到接受人流服务中间需要等待的时间
3	术后避孕服务的提供	指在人流过程中是否主动提供宣传教育、一对一咨询、高效避孕措施介绍等服务
4	术后并发症导致入院的可能性	人工流产后出现并发症导致进一步入院的可能性
5	医护人员态度	指医护人员对患者的态度
6	是否需要服用止痛药	指流产前后服用止痛药的可能性
7	治疗时间	指接受人工流产术所需的时间长度

序号	属性	描述
8	隐私与保密	指医疗机构所采取的隐私保密等级
9	恢复正常活动所需的天数	指接受流产手术当天到恢复正常活动状态的时间
10	对女性生育力的影响	指人流后女性再次妊娠时不良妊娠结局的发生风险
11	从家到医疗机构的时间	指从家到人工流产的医疗机构路上所花费的时间
12	医疗机构环境	指医疗机构的卫生状况
13	医疗卫生机构	指进行人工流产的场所
14	人流期间的意识	指人流过程中患者的意识状态
15	治疗后出血天数	指正常人流后女性经历的出血时间长短
16	流产方式	负压吸引术、药物流产、刮宫术等
17	侵入程度	指人流中对患者身体的干预程度
18	成功概率	指人流后女性子宫出现不完全排空情况的概率

已有研究表明，离散选择实验不宜包含太多的属性和水平，否则受访者将不会考虑所有属性信息。在卫生经济学领域应用 DCE 的研究中，纳入的属性数量范围为 2~24 个，众数为 6 个。此外，属性的水平设定也是非常关键的步骤，水平可以设置为连续的或者分类的，既可以是现实中实际存在的，也可以是根据政策设想而合理设计的。如果要利用边际替代率（marginal rate of substitution, MRS）计算其他属性的隐含价格，则水平范围（针对价格属性）特别重要。事实上，应使用足够广泛的水平范围，以避免受访者因为水平差异不大而忽略属性。一般来说，每个属性的水平设定为 2~4 个。

② 焦点小组会议（专家）

基于以上属性与水平的设置原则，本研究邀请了 5 位妇幼保健领域的专家，包括省、市、区三级妇幼保健院中具有丰富人工流产服务经验的主任医师 3 位以及生殖健康政策研究专家 2 位，进行半结构化访谈，咨询其意见和建议。访谈结束后，将访谈录音转为文字并进行编码。以扎根理论为基础，主要提炼两方面信息：一是属性及对应水平描述的规范性和可读性；二是属性及对应水平设置的合理性，以及是否需要增补修改。随后，比较相近的信息编码，将概念和观点进行概括、整合、浓缩，生成二级编码，再代入原始访谈资料中，进一步优化补充，生成三级编码。总结半结构化访谈内容，得到修改意见，如表 4-2 所示。依据访谈结果，编制了利益相关者属性评价问卷。

表 4-2　半结构化访谈修改意见

专家修改意见	修改结果
建议修改的属性名称	"自付费用"改为"人工流产围手术期费用"
	"术后并发症导致入院的可能性"改为"有无并发症"
	"治疗时间"改为"围手术期的就诊次数"
	"恢复正常活动所需的天数"改为"术后需要休息的时间"
	"对女性生育力的影响"改为"对女性生殖健康的影响"
	"人流期间的意识"改为"麻醉方式"
建议删除的属性	"等待时间"
	"医护人员态度"
	"是否需要服用止痛药"
	"侵入程度"
	"成功概率"
建议增加的属性	"术后恢复性生活所需的时间"

③ 利益相关者评分

通过利益相关者评分评价方法，对半结构化访谈后形成的属性进行打分排序，根据重要程度从中筛选出最终属性。本研究邀请了 13 名利益相关者，包括医生、政策研究或政策制定者、有流产经历的女性，请他们就各属性对人工流产服务选择偏好的重要程度进行打分（0~10 分）。最终，综合各利益相关者的打分情况，计算加权平均分，并以此得分多少为序，决定本研究最终纳入的属性，最终确定了 7 个属性及其相应的水平，见表 4-3。

表 4-3　离散选择实验初始的属性与水平

属性	水平	描述
人工流产围手术期费用	1 000 元	包括人工流产术前检查、手术、术后复诊等环节的费用
	2 000 元	
	4 000 元	
术后避孕服务的提供	提供	指在术前初诊、手术当日和术后随访等时间点主动提供宣传教育、一对一咨询、高效避孕措施介绍等服务
	不提供	
有无并发症	有	并发症包括人工流产后出现感染、出血、输卵管不通、宫腔粘连等（包含近期、术中和远期并发症）
	无	
隐私与保密	低	指提供服务的医疗机构和人员在保护患者隐私和确保其医疗信息不被泄露方面所采取的措施等级
	中	
	高	
术后需要休息的时间	15 d	指根据临床建议及相关政策，女性进行人工流产术后需要休息的天数
	20 d	
	30 d	
术后恢复性生活所需的时间	14 d	指根据临床建议，为确保身体完全恢复、减少感染和其他并发症的风险，女性在人流后需要避免性生活的天数
	30 d	
对女性生殖健康的影响	有影响	指人流后可能产生的女性健康问题：1. 再次妊娠时不良妊娠结局；2. 术后妇科疾病（盆腔炎、月经不调等）
	无影响	

（3）实验设计与选择集构建

在确定了实验属性及相应水平之后，需要通过实验设计构建具有不同属性和水平组合的选择集。根据我们设定的属性和水平（$3^3 \times 2^4$），将产生大量的选择任务（即全因子设计）。在实际应用中，通常不可能向受访者提供所有假设的情景选择，而是采用部分因子设计。目前，卫生服务领域应用最广泛的部分因子设计方法是正交设计（orthogonal design）和高效设计（D-efficiency design）。本研究借助 Ngenc 软件对预实验纳入的属性集进行正交设计，共生成了 36 套选择方案。

在生成选择方案的实验设计过程中，本研究还考虑以下两个方面：

①是否包含退出选项（Opt-out）：通过实验设计得到选择集之后，需考虑是否设置强制选项还是增加 Opt-out 选项。强制选择是迫使受访者选择所提供的选择方案之一，而 Opt-out 选项则允许受访者不选择提供的任何选项。强制选择的不当使用可能导致参数估计的偏差。例如，受访者可能被迫选择其中一个服务组合，而在现实情况中他们不会接受所选的服务。有研究显示，设置 Opt-out 选项的离散选择实验高估属性影响的风险更低。但是，将 Opt-out 选择纳入离散选择实验也会有许多潜在的不利之处。例如，受访者可能会为了避免做出困难决定而选择退出选项，导致最后获取的实验属性偏好信息较少。在本研究中，为了最大限度地获取受访者的真实偏好信息，在实验设计中没有设置 Opt-out 选项。

②选择数量与认知疲劳：已有研究显示，在卫生经济领域中，离散选择实验的选择方案数量有所增加，均数为 14 个。也就是说，即使在使用部分析因实验设计方法后，仍有大量的选择任务呈现给受访者，可能会使受访者产生无聊感、认知疲劳等。因此，当实验设计产生太多的选择方案时，可以将设计分成更小的集合。为减少供需双方受访者的选择负担，本研究将 36 套选择方案划分成 4 个版本，每个版本 9 套选择方案，受访者将随机选择其中一个版本进行作答。

（4）实验情景与问卷设计

从实验设计中产生的选择方案构成了离散选择实验问卷的基础，但还应该包括合理性 / 内部一致性检验内容，这些检验可以确保受访者参与该练习并认真对待每个选择方案。因此，本研究在每个版本问卷中都增加了 1 套选择方案，即使用随机数法选择并重复纳入第 2 套选择方案，以此检验受访者两次选择是否一致。最终，每个版本的问卷包含 10 套选择方案。但内部一致性检验收集的数据不被纳入最终的计量经济分析中。

综上，经过对属性和水平、实验设计、问卷设计等方面的综合考量，分别生成了 4 个版本的青少年与医务人员离散选择实验调查问卷，供需双方分别以各自不同的视角进行作答。单个实验问题示例如表 4-4 和表 4-5 所示。

表 4-4　青少年离散选择实验预调研问题示例

	服务 A	服务 B
人工流产围手术期费用	2 000 元	1 000 元
术后避孕服务的提供	提供	不提供
有无并发症	有	无
隐私与保密	中（基本隐私保护措施，有一定泄露风险）	中（基本隐私保护措施，有一定泄露风险）
术后需要休息的时间	30 d	20 d
术后恢复性生活所需的时间	14 d	30 d
对女性生殖健康的影响	有影响	无影响
您更倾向于接受哪种服务？	□	□

表 4-5　医务人员离散选择实验预调研问题示例

	服务 A	服务 B
人工流产围手术期费用	2 000 元	1 000 元
术后避孕服务的提供	提供	不提供
有无并发症	有	无
隐私与保密	中（基本隐私保护措施，有一定泄露风险）	中（基本隐私保护措施，有一定泄露风险）
术后需要休息的时间	30 d	20 d
术后恢复性生活所需的时间	14 d	30 d
对女性生殖健康的影响	有影响	无影响
您更倾向于提供哪种服务？	☐	☐

利用正交设计生成的初步问卷，开展了预实验。依据预实验所得受访者反馈对问卷进行了修改，并对收集的属性间权衡结果进行了数据分析，得到属性参数回归系数的先验信息。其中，受访者反馈"对女性生殖健康的影响"与"有无并发症"两者并非独立存在，故而删除了"有无并发症"这一属性，并根据属性权重排序递补了"医疗机构等级"属性。

以预实验所得参数结果作为预估值，对正式调研的问卷进行了优化设计。本研究采用 D-efficiency 设计，在参数估计时，D-efficiency 设计可以产生较小的标准误和协方差。最终，本研究生成了 12 个选项集。考虑到减轻受访者填写负担，并提高数据质量，本研究遵循国际药物经济与结果研究学会指南建议，使用分组设计（block design）将 12 个选项集平均分为 2 组，每组 6 个选项集。每个选项集中包含两个选项：服务 A、服务 B，不设置退出选项，且重复出现第 5 题。最终确定的正式调研属性及水平见表 4-6，选项集示例见表 4-7 和表 4-8。

表 4-6　离散选择实验最终的属性与水平

属性	水平	描述
人工流产围手术期费用	1 000 元	包括人工流产术前检查、手术、术后复诊等环节的费用
	2 000 元	
	4 000 元	
术后避孕服务的提供	提供	指在术前初诊、手术当日和术后随访等时间点主动提供宣传教育、一对一咨询、高效避孕措施介绍等服务
	不提供	
隐私与保密	低	指提供服务的医疗机构和人员在保护患者隐私和确保其医疗信息不被泄露方面所采取的措施等级
	中	
	高	
术后需要休息的时间	15 d	指根据临床建议及相关政策，女性进行人工流产术后需要休息的天数
	20 d	
	30 d	
术后恢复性生活所需时间	14 d	指根据临床建议，为确保身体完全恢复、减少感染和其他并发症的风险，女性在人流后需要避免性生活的天数
	30 d	
对女性生殖健康的影响	有影响	指人流后可能产生的女性健康问题：1.再次妊娠时不良妊娠结局；2.术后妇科疾病（盆腔炎、月经不调等）
	无影响	
医疗机构类型	民营医院	指提供人流服务的医院类型，不同类型的机构存在设施条件、专业能力、服务水平等差异
	基层公立医院	
	二/三级公立医院	

表 4-7　青少年离散选择实验正式调研问题示例

属性	服务 A	服务 B
人工流产围手术期费用	1 000 元	4 000 元
术后避孕服务的提供	不提供	提供
隐私与保密	保密等级中	保密等级高
术后需要休息的时间	15 d	20 d
术后恢复性生活所需的时间	14 d	30 d
对女性生殖健康的影响	无影响	有影响
医疗机构类型	二 / 三级公立医院	基层公立医院
您更倾向于接受哪种服务？	□	□

表 4-8　医务人员离散选择实验正式调研问题示例

属性	服务 A	服务 B
人工流产围手术期费用	2 000 元	1 000 元
术后避孕服务的提供	提供	不提供
隐私与保密	保密等级中	保密等级低
术后需要休息的时间	15 d	20 d
术后恢复性生活所需的时间	30 d	14 d
对女性生殖健康的影响	无影响	无影响
医疗机构类型	民营医院	二 / 三级公立医院
您更倾向于接受哪种服务？	□	□

4.1.1.2 调查对象与样本量确定

（1）调查对象与样本量确定

① 调查对象纳入与排除

本研究中，需方离散选择实验调查对象的纳入标准为：15~24 岁女性青少年；供方离散选择实验的调查对象为相关科室（妇产科、计划生育科、妇幼保健科）医务人员，包括医生、护士。对供需双方调查对象的统一排除标准为：不能理解实验目的与内容，无法做出权衡选择者。

② 样本量确定

目前，大多数关于离散选择实验样本量估算的研究指南，都是讨论如何在经济有效的前提下确定最小样本量。根据 Orme 学者提出的最小样本量计算公式：

$$N \geqslant 500\, c\, / \, (\, t\, \cdot a\,)$$

式中，c 为属性中最大水平数，t 为选择方案数，a 为每个选择任务的选择项数。结合本研究实验设计方案情况，c 为 3，t 为 7，a 为 2，则本研究供需双方的每套问卷样本量均应大于 125 份。对所有符合纳入标准的青少年，在知情同意且自愿接受调查的基础上进行离散选择实验调查，最终共回收调查问卷 312 份，满足实验样本量要求。对于供方离散选择实验的样本量，最后回收调查问卷 903 份，也满足实验样本量要求。

4.1.1.3 研究模型

（1）条件 Logit 模型

在条件 Logit 模型中，回归系数反映偏好权重，即属性水平间变化的相对偏好。通过计算属性水平回归系数间的最大差值，来比较属性之间的相对重要程度。在条件 Logit 模型中，假设个体间的偏好是一致的，选择方案组合 i 的概率公式如下：

$$P(\text{方案} = i) = \frac{e^{v(\beta, x_i)}}{\sum\limits_{j} e^{v(\beta, x_i)}}$$

其中，$v(\beta, x_i)$ 是方案属性水平 x_i 的函数，β 是属性水平的回归系数即偏好权重。

（2）混合 Logit 模型

本研究利用混合 Logit 模型分别对供需双方人工流产服务偏好进行估计分析，并比较供需双方的偏好差异。

基于混合 Logit 模型建立的供需双方（青少年和医生）效用函数为：

$U = \text{adolescent/healthcare provider} = \text{ASC} + \beta_1 \text{cost} + (\beta_2 + \eta_{2i})\text{service}_1 + (\beta_3 + \eta_{3i})\text{privacy}_1 + (\beta_4 + \eta_{4i})\text{privacy}_2 + (\beta_5 + \eta_{5i})\text{rest}_1 + (\beta_6 + \eta_{6i})\text{rest}_2 + (\beta_7 + \eta_{7i})\text{sexy}_1 + (\beta_8 + \eta_{8i})\text{health}_1 + (\beta_9 + \eta_{9i})\text{hospital}_1 + (\beta_{10} + \eta_{10i})\text{hospital}_2 + \varepsilon_{ij}$

其中，除了货币属性（围手术期费用 cost）被建模为固定参数，其他所有的非货币属性被指定为随机参数，且服从正态分布。

本研究在 Stata 16.0 软件中通过应用混合 Logit 分析方法对模型中的参数进行估计。

（3）边际支付意愿和供给意愿

本研究基于 mWTP 与 mWTS 估计方程分析边际支付意愿与供给意愿，其中边际支付意愿（marginal willingness to pay，mWTP）是指青少年为了某种人工流产服务的获得或改善所愿意支付的费用。边际供给意愿（marginal willingness to supply，mWTS）是指医务人员为了提供某种人工流产服务所愿意收取或牺牲的费用。边际支付意愿与供给意愿的大小反映了两者对人工流产服务不同属性的偏好程度。

本研究中需方边际支付意愿估计公式如下：

$$mWT_{X_k} = -\frac{WT_{X_k}}{MU_{cost}} = -\frac{\partial U_{ijt}/\partial X_k}{\partial U_{ijt}/\partial cost} = -\frac{\beta X_k}{\beta_{cost}}$$

供方边际供给意愿 mWTS 估计公式，即：

$$mWTS_{X_k} = -\frac{MU_{X_k}}{MU_{cost}} = -\frac{\partial U_{ijt}/\partial X_k}{\partial U_{ijt}/\partial cost} = -\frac{\beta X_k}{\beta_{cost}}$$

式中，mWT_{X_k}、$mWTS_{X_k}$ 分别表示需方边际支付意愿和供方边际供给意愿；WT_{X_k} 指需方对属性 X_k 的支付意愿；MU_{X_k}（即 $\partial U_{ijt}/\partial X_k$）指是属性 X_k 的边际效用，表示该属性对效用函数 U_{ijt} 的贡献程度；MU_{cost}（即 $\partial U_{ijt}/\partial cost$）表示服务费用（cost）的边际效用，即费用每增加一单位对效用的负面影响；βX_k、β_{cost} 指效用函数中属性 X_k 和服务费用的估计系数。

4.1.1.4 数据分析

本研究主要使用 Excel 和 Stata 16.0 软件对数据进行整理与统计分析，具体分析包括：

（1）利用混合 Logit 模型分别对供需双方人工流产服务偏好进行估计分析，并比较供需双方的偏好差异；

（2）基于 mWTP 与 mWTS 估计方程分析边际支付意愿与供给意愿。

表 4-9　量编码与参照水平设置

属性	水平	编码
人工流产围手术期费用	1 000 元	连续变量
	2 000 元	
	4 000 元	
术后避孕服务的提供	提供（参照水平）	Service0
	不提供	Service1
隐私与保密	低（参照水平）	Privacy0
	中	Privacy1
	高	Privacy2
术后需要休息的时间	15 d（参照水平）	Rest0
	20 d	Rest1
	30 d	Rest2
术后恢复性生活所需时间	14 d（参照水平）	Sexy0
	30 d	Sexy1
对女性生殖健康的影响	有影响	Health0
	无影响	Health1
医疗机构类型	民营医院	Hospital0
	基层公立医院	Hospital1
	二／三级公立医院	Hospital2

4.1.1.5 质量控制

为了保证调查的顺利开展以及现场调查质量，我们在每个环节都实行严格的质量控制，包括研究设计阶段的质量控制、调查阶段的质量控制和数据处理阶段的质量控制。

（1）研究设计阶段

①在正式调查之前，课题组先在南京市开展了预调查，进一步了解受访者对问题的可接受性，检查问卷设计的合理性与可操作性。根据预调研总结出的问题以及数据分析结果，对调查问卷进行修正与完善，以保证正式调查的顺利开展。

②为控制答题时间，减少受访者的填写负担，提高数据质量，本研究将生成的12个选项集平均分为2个版本的问卷。

③在内部一致性检验方面，本研究重复每版本问卷的第2个题目，作为"质控问题"（第7题），以测试受访者对离散选择实验问题的理解程度。若两题答案不一致，该样本将不纳入数据分析。

④在网络问卷中，对研究设计的属性和水平进行统一定义和解释说明，并展示范例，尽可能避免因公众理解问题而产生偏倚。

⑤根据预调研的答题速度，在数据分析部分排除答题时间小于120 s的样本。

（2）数据录入与清洗阶段

本研究通过问卷星收集数据，无需进行数据录入。首先利用 Excel 软件进行数据清洗，主要修正逻辑错误以及异常值数据。其中，医务人员的两个版本问卷数量差异过大，可能造成偏好测量偏倚，所以对医务人员问卷 I 增加了一些排除标准，使两个版本问卷样本量达到均衡。经数据清洗后，本研究最终纳入数据分析的样本量如表 4-10 所示。

表 4-10　数据分析样本量情况

	问卷版本	覆盖地区	原始记录数 / 份	删除记录数 / 份	纳入分析数 / 份
需方	青少年问卷 I	常州、苏州、镇江、泰州、淮安、盐城、宿迁	212	20（答题时间 < 120s）28（质控题错误）	164
	青少年问卷 II	南京、无锡、南通、扬州、徐州、连云港	145	2（答题时间 < 120s）13（质控题错误）	130
供方	医务人员问卷 I	常州、苏州、镇江、泰州、淮安、盐城、宿迁	653	116（答题时间 < 180s 或 ≥ 900s）99（质控题错误）166（调查对象不符合要求）	272
	医务人员问卷 II	南京、无锡、南通、扬州、徐州、连云港	254	2（答题时间 < 120s）49（质控题错误）	203

4.1.2　结果与分析

4.1.2.1　需方人工流产服务偏好

需方青少年的调查数据经质量控制和一致性检验后，最终纳入数据分析的问卷共 294 份。青少年人工流产服务偏好分析主要包括两部分：基于条件 Logit 模型的偏好分析和边际支付意愿分析。

（1）基于条件 Logit 模型的需方偏好分析

条件 Logit 模型（Conditional Logit Model）是一种常用于分析离散选择数据的统计模型，主要用于研究个体在多个选择选项中的决策行为，特别适用于分析个体对不同属性组合的偏好。在该模型中，属性的回归系数（β）的符号和大小表示该属性对选择概率的影响方向和强度。

回归结果显示（表 4-11），除了"术后避孕服务"这一属性外，其他属性的偏好方向都符合预期。"隐私与保密""对女性生殖健康的影响""医疗机构类型"这三个属性对青少年的人工流产服务选择具有显著性影响，其他属性对青少年的选择影响不显著。具体来说，青少年偏好于隐私与保密等级高、对女性生殖健康无影响、医疗机构类型为基层公立医院或二、三级公立医院的人工流产服务。

表 4-11　基于条件 Logit 模型的需方偏好分析 ($n = 294$)

属性与水平	β	SE	P	95% CI	
围手术期费用	< -0.001	< 0.001	0.109	-9.32E-05	9.30E-06
术后避孕服务（提供ə）					
不提供	0.041	0.112	0.714	-0.178	0.260
隐私与保密（低ə）					
中	0.275	0.139	0.047*	0.004	0.547
高	0.560	0.084	< 0.001*	0.396	0.725
术后需要休息的时间（15 d ə）					
20 d	0.025	0.073	0.729	-0.117	0.168
30 d	0.047	0.084	0.579	-0.118	0.212
术后恢复性生活所需时间（14 d ə）					
30 d	-0.022	0.041	0.585	-0.102	0.058
对女性生殖健康的影响（有影响ə）					
无影响	0.694	0.173	< 0.001*	0.354	1.033
医疗机构类型（民营医院ə）					
基层公立医院	0.342	0.074	< 0.001*	0.197	0.486
二 / 三级公立医院	0.790	0.094	< 0.001*	0.605	0.976
样本量	294				
观测量	4116				
对数似然比（Log likelihood）	-1214.3008				
赤池信息准则（AIC）	2448.602				
贝叶斯信息准则（BIC）	2511.828				

注释：ə为参照水平；* 表示 P 值显著。

（2）需方边际支付意愿分析

基于条件 Logit 模型回归结果，在 Stata 16.0 软件中使用 nlcom 命令估算出边际支付意愿（Willingness-to-pay，WTP）及其95%置信区间，结果如表4-12所示。

表 4-12　基于条件 Logit 模型的青少年支付意愿分析结果（$n = 294$）

属性与水平	WTP	95%CI	
术后避孕服务			
提供→不提供	977.641	−4 344.037	6 299.319
隐私与保密			
低→中	6 560.429	−4 242.841	17 363.7
低→高	13 361.260	−4 235.464	30 957.98
术后需要休息的时间			
15 d→20 d	601.041	−2 713.858	3 915.941
15 d→30 d	1 114.660	−2 957.278	5 186.598
术后恢复性生活所需时间			
14 d→30 d	−531.372	−2 459.377	1 396.633
对女性生殖健康的影响			
有影响→无影响	16 536.360	−5 406.172	38 478.89
医疗机构类型			
民营医院→基层公立医院	8 142.340	−2 363.893	18 648.57
民营医院→二／三级公立医院	18 847.330	−4 799.878	42 494.54

青少年对"医疗机构类型"这一属性水平的支付意愿最高。在保持其他属性不变的情况下，如果将医疗机构类型从民营医院提升至基层公立医院水平或二 / 三级公立医院水平，青少年愿意为此分别多支付 8 142.34 元、18 847.33 元；其次，如果将人工流产服务对女性生殖健康的影响从"有影响"转变为"无影响"，青少年愿意为此多支付约 16 536.36 元；如果将隐私与保密等级从"低"提升至"高"，青少年愿意为此多支付 13 361.26 元。但是，如果将术后恢复性生活所需时间由 14 d 延长至 30 d，则青少年的边际支付意愿为负数，即理论上需要给予 531.37 元的补偿。

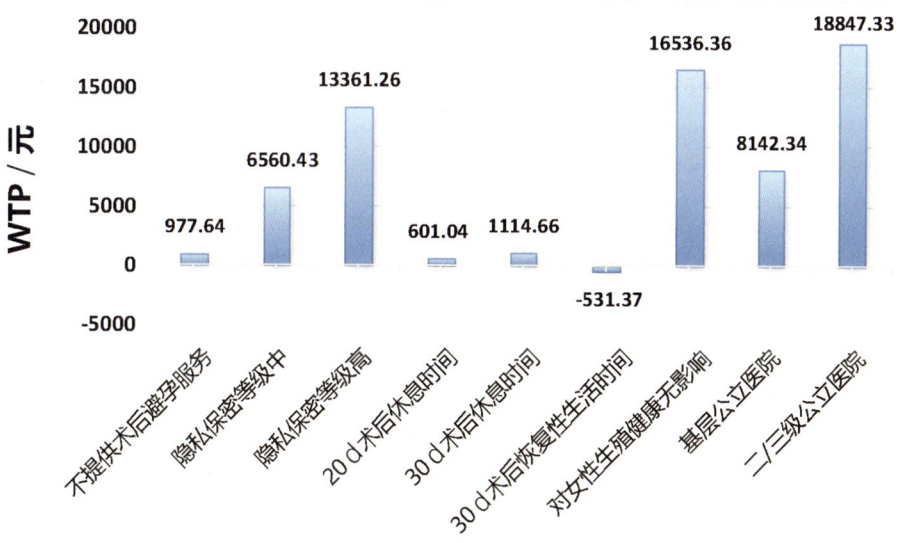

图 4-1　需方（青少年）边际支付意愿

4.1.2.2　供方人工流产服务偏好

供方医务人员的调查数据经过质量控制和数据清洗后，最终有 475 份数据纳入分析。与需方青少年人工流产服务偏好相同，医务人员人工流产服务偏好分析主要包括两部分：基于混合 Logit 模型的偏好分析和边际支付意愿分析。

（1）基于混合 Logit 模型的供方偏好分析

基于混合 Logit 模型对供方供给偏好的分析结果详见表 4-13。回归结果显示，大部分属性的回归系数符号及其显著性与研究预期一致，纳入本研究的 7 个服务属性对医务人员的人工流产服务供给选择均具有显著性影响。

表 4-13　基于混合 Logit 模型的供方偏好分析结果 ($n = 475$)

属性与水平	β	SE	P	95% CI	
围手术期费用	−0.004	0.001	< 0.001*	−0.005	−0.002
术后避孕服务（提供∂）					
不提供	−16.880	4.186	< 0.001*	−25.084	−8.676
隐私与保密（低∂）					
中	8.822	2.240	< 0.001*	4.432	13.212
高	17.041	4.362	< 0.001*	8.493	25.590
术后需要休息的时间（15 d ∂）					
20 d	−3.676	1.114	0.001*	−5.859	−1.494
30 d	0.361	0.699	0.606	−1.009	1.730
术后恢复性生活所需时间（14 d ∂）					
30 d	−1.644	0.707	0.020*	−3.031	−0.257
对女性生殖健康的影响（有影响∂）					
无影响	4.600	1.797	0.010*	1.077	8.123
医疗机构类型（民营医院∂）					
基层公立医院	17.795	4.576	< 0.001*	8.826	26.764
二 / 三级公立医院	22.670	5.472	< 0.001*	11.945	33.395
样本量	475				
观测量	6 650				
对数似然比（Log likelihood）	−1 574.088				
赤池信息准则（AIC）	3 188.176				
贝叶斯信息准则（BIC）	3 324.223				

注释：∂为参照水平；* 表示 P 值显著。

根据各属性对医务人员决策的重要程度排序，最重要的属性是"医疗机构类型"，其余依次是"隐私与保密""术后避孕服务""对女性生殖健康的影响""术后需要休息的时间""术后恢复性生活所需时间"，最后是"围手术期费用"。具体来说，医务人员偏好于提供围手术期费用较低、提供术后避孕服务、隐私与保密等级高、对女性生殖健康无影响、医疗机构类型为基层公立医院或二 / 三级公立医院的人工流产服务。

（2）供方边际支付意愿分析

根据混合 Logit 模型的回归结果，可以计算出医务人员对人工流产服务不同属性及水平的边际支付意愿（WTP）及其 95% 的置信区间，以此了解医务人员对不同属性水平货币价值的评价，结果详见表 4-14。

表 4-14　基于混合 Logit 模型的供方边际支付意愿分析结果（$n = 475$）

属性与水平	WTP	95%CI	
术后避孕服务			
提供→不提供	-4 788.74	-6 049.51	-4 039.03
隐私与保密			
低→中	2 502.72	1 900.55	3 527.38
低→高	4 834.50	3 976.79	6 092.37
术后需要休息的时间			
15 d→20 d	-1 042.91	-1 501.12	-668.99
15 d→30 d	102.32	-373.84	503.36
术后恢复性生活所需时间			
14 d→30 d	-466.43	-823.73	-77.45
对女性生殖健康的影响			
有影响→无影响	1 304.94	445.36	1 982.83
医疗机构类型			
民营医院→基层公立医院	5 048.32	4 311.45	6 200.70
民营医院→二 / 三级公立医院	6 431.25	5 415.97	8 299.08

除了"术后需要休息的时间""术后恢复性生活所需时间"，其他属性的偏好方向与预期一致。医务人员对人工流产服务的"医疗机构类型"这一属性的支付意愿最高，如果将医疗机构类型由民营医院转为基层公立医院，医务人员愿意为此多支付 5 048.32 元；若由民营医院转为二 / 三级公立医院，则医务人员愿意为此多支付 6 431.25 元。其次，如果将隐私与保密等级由低等级转为中或高等级，医务人员愿意分别为此多支付 2 502.72 元和 4 834.50 元；此外，如果将对女性生殖健康的影响由"有影响"转为"无影响"，医务人员愿意多支付 1 304.94 元。而医务人员对"术后避孕服务""术后需要休息的时间"以及"术后恢复性生活所需时间"这三个属性及水平的支付意愿为负值，表示在理论上，若这些属性的水平发生变化，则需要给予医务人员一定的补偿。例如，术后避孕服务由"提供"转为"不提供"，医务人员的支付意愿为 -4 788.74 元。

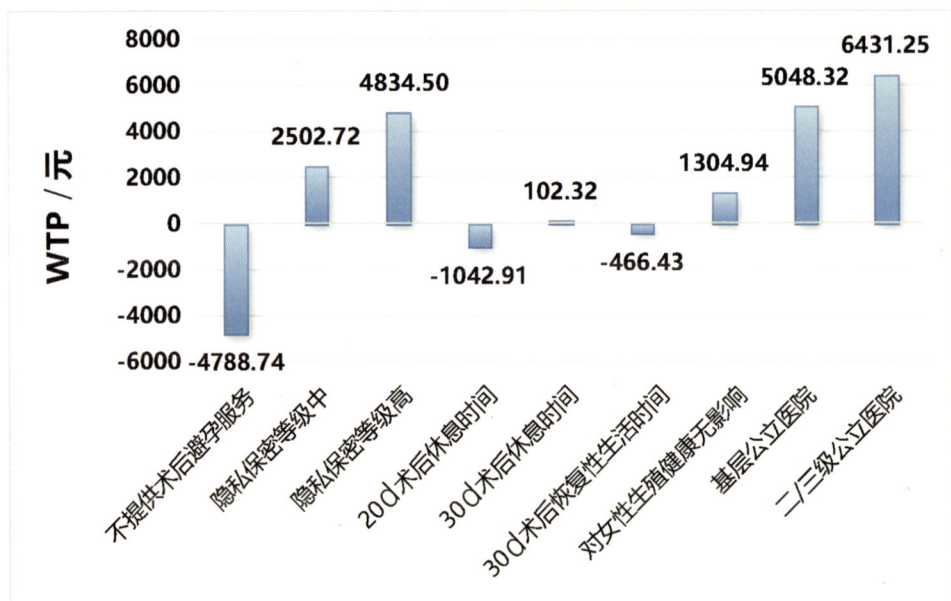

图 4-2　供方（医务人员）边际支付意愿

4.2 江苏省青少年人工流产直接医疗成本研究

在全球范围内，人工流产是生殖健康的重要议题。近年来，我国人工流产数量居高不下，在接受人工流产的女性中，年轻、未婚、未育女性占比不断升高，并且多次流产和年龄在 20 岁以内的高危人工流产占比显著增加，这给相关医疗成本和资源配置带来了更大的负担。然而，目前对青少年人工流产直接医疗成本的研究相对缺乏，导致相关政策和服务的制定缺乏足够的实证支持。本章旨在以江苏省为例，探究青少年人工流产的直接医疗成本，并分析影响成本的关键因素。

4.2.1 研究方法

4.2.1.1 研究对象

研究对象为 2024 年 1~7 月在江苏省内 7 家医院的门诊或住院进行人工流产的青少年（见表 4-15）。其中，每家医院收集近一年 10~16 例符合相应条件的患者基本信息和围手术期费用明细。总计纳入 81 例样本。

表 4-15 数据分析样本量情况

地区	医疗机构名称	纳入分析的样本量 / 个
苏南	江宁区妇幼保健计划生育服务中心	10
	镇江市妇幼保健院	10
苏中	如皋市人民医院	16
	高邮妇幼保健院	10
	南通市妇幼保健院	11
苏北	沭阳县妇幼保健院	10
	徐州市妇幼保健院	14

（1）研究对象纳入标准

①明确诊断为早期妊娠的患者；②接受人流手术时年龄为 15~24 岁的患者；③人工流产类型为负压吸引术、药物流产或药物流产＋清宫术；④截至调查开始时，患者已经完成人工流产的全部治疗，包括术前初诊、术中治疗、术后复诊三环节；⑤患者在该医院有完整的诊断治疗信息，包括基本信息、临床诊断、治疗方案以及费用明细。

（2）研究对象排除标准

①除了人工流产手术，合并其他手术的患者（如子宫肌瘤切除术等）；②进行引产手术的患者。

4.2.2　研究途径

（1）文献检索法

在中国知网、维普、万方、PubMed、Web of Science 等数据库中进行文献检索。查阅相关文献时，主要围绕：①以"疾病医疗成本""医疗费用""费用""成本"作为关键词检索阅读相关文献，了解国内外疾病医疗成本的相关研究方法和研究进展。②以"人工流产""人工流产医疗成本"作为主题词检索中外文文献，了解人工流产医疗成本的研究现状和评价方法。在把握当前人工流产医疗成本的研究现状和最新进展的基础上，结合收集的青少年患者病例资料，描述进行人工流产的青少年的基本情况，并进一步开展医疗成本相关分析研究。

（2）病案资料摘录

通过江苏省妇幼健康信息系统对符合纳入标准的人工流产患者进行病例信息摘录，包括患者基本信息、临床诊断、人工流产方式、医保类型等诊疗信息以及直接医疗费用清单等。

4.2.3　研究中的相关定义

（1）早期妊娠／非意愿妊娠相关概念

早期妊娠是指妊娠第 14 周以前的阶段，即从妊娠开始到妊娠第 13 周的第 6 天，此阶段正是受精卵向胚胎、胎儿剧烈分化的重要时期。临床诊断依据：综合考虑妊娠测试（血清人绒毛膜促性腺激素水平）、超声检查以及临床症状（停经、恶心、呕吐等）。

非意愿妊娠是指没有准备及计划而发生的妊娠，主要是发生性交时没有使用有效的避孕方法或使用不当导致的，多以人工流产为结局。

（2）疾病医疗成本相关定义

①疾病医疗成本：由于发病、伤残（失能）及过早死亡带来的经济损失和资源消耗。疾病医疗成本按疾病对人群和社会的影响分为直接医疗成本和间接医疗成本。

其中，疾病经济总负担 = 直接医疗成本 + 间接医疗成本。

②直接医疗成本：直接医疗成本分为直接医疗费用和直接非医疗费用。直接医疗费用是指患者在卫生保健部门为治疗疾病所花费的门诊费、药费、诊疗费、检查费、手术费等；直接非医疗费用是指患者在寻求诊治过程当中在非卫生保健部门所花费的住宿费、伙食费、交通费、陪护费、营养费用等。

其中，直接医疗成本 = 直接医疗费用 + 直接非医疗费用；

直接医疗费用 = 门诊费用 + 住院费用 + 院外购买药品费用；

直接非医疗费用 = 交通费 + 住宿费 + 伙食费 + 陪护费 + 其他费用。

③间接医疗成本：指在疾病的诊断治疗过程中，患者因病及亲友因陪护所产生的社会和家庭的经济损失。既往研究中，常采用人力资本法估算劳动损失费用。

其中，患者间接医疗成本 = （患者休工天数 + 护理探视人员休工天数）× 人均 GDP。

由于本研究使用回顾性数据，无法获取患者直接非医疗成本和间接成本，故主要针对直接医疗成本进行分析。

（3）围手术期

围手术期是指围绕手术的一个全过程，从病人决定接受手术治疗开始，到手术治疗直至基本康复，包含手术前、手术中及手术后三个时期，具体时间约在术前 5~7 d 至术后 7~12 d（具体范围由医生根据个案数据进行判断）。

4.2.4　统计方法

采用 Excel 软件对数据进行录入整理，应用 SPSS 26.0 软件对数据进行统计学分析。计数资料用率或构成比表示，患者的疾病费用指标为计量资料，采用中位数（四分位数）[$M(P25，P75)$] 对其进行描述。因费用属于偏态分布，故采用秩和检验进行单因素分析。将直接医疗成本作为因变量，单因素分析中有统计学意义的变量纳入多元线性回归分析进行多因素分析。纳入标准为 $P < 0.05$，差异具有统计学意义。

4.2.5　结果与分析

4.2.5.1　调查人群的基本特征

本研究共纳入江苏省 7 家医院的 81 名人工流产患者，其中采取负压吸引术的有 59 人（72.84%）、药物流产的有 15 人（18.52%）、药物流产加清宫术的患者有 7 人（8.64%）。对患者的一般人口学信息进行归纳整理分析，年龄、婚姻状况、临床诊断等构成情况详见表 4-16。其中，年龄在 15~18 岁区间的有 6 人（7.41%），19~24 岁年龄组人数最多，有 75 人（92.59%）。在 81 名人工流产患者中，已婚和未婚患者各占比近一半，分别为 37 人（45.68%）和 44 人（54.32%）。医疗机构所在地分布如下：苏南地区有 20 人（24.69%），苏中地区有 37 人（45.68%），苏北地区有 24 人（29.63%）。此外，临床诊断主要为早期人工流产，占 97.53%，其余 2.47% 为不完全药物流产。医疗保险方面，88.89% 的患者无保险，需自费支付，仅 7 人（8.64%）拥有城镇职工基本医疗保险，剩余的城乡居民基本医疗保险患者仅 2 人（2.47%）。以往人工流产次数方面，55 人（67.90%）为首次人工流产，19 人（23.46%）有过 1 次，6 人（7.41%）有过 2 次，只有 1 人（1.23%）有过 4 次。进一步探究发现，被调查的人工流产患者中，近半数（45.68%）采取的避孕措施是使用避孕套。未采取任何避孕措施的患者占 35.80%（见表 4-17），采取的其他避孕措施包括安全期避孕、短效口服避孕药、紧急避孕药、体外射精等。

表4-16　人工流产患者一般资料($n=81$)

服务 A	服务 A	服务 A	服务 B
一般资料	年龄分组 / 岁	人数 / 人	构成比 / %
年龄	15~18	6	7.41
	19~24	75	92.59
婚姻状况	已婚	37	45.68
	未婚	44	54.32
医疗机构所在地	苏南	20	24.69
	苏中	37	45.68
	苏北	24	29.63
临床诊断	早期人工流产	79	97.53
	不完全药物流产	2	2.47
医疗保险类型	城镇职工基本医疗保险	7	8.64
	城乡居民基本医疗保险	2	2.47
	无（自费）	72	88.89
人工流产类型	负压吸引术	59	72.84
	药物流产	15	18.52
	药物流产 + 清宫术	7	8.64
以往人工流产次数	0	55	67.90
	1	19	23.46
	2	6	7.41
	≥ 3	1	1.23

表 4-17　最近一次所采取的避孕措施 ($n = 81$)

方式	人数 / 人	构成比 / %
安全期	1	1.23
避孕套	37	45.68
短效口服避孕药	1	1.23
紧急避孕药	1	1.23
体外射精	1	1.23
未采取	29	35.80
未知	11	13.58

4.2.5.2　人工流产患者直接医疗成本现况及影响因素分析

（1）人工流产患者直接医疗成本及构成

由于南通市妇幼保健院的患者费用信息部分缺失，故该医院数据不计入直接医疗成本分析部分。最终，对江苏省内 7 家医院共计 70 名患者的数据进行计算，结果显示，在省内进行人工流产的青少年的直接医疗成本平均为 1 854.68 元 / 例（1 382.38，2 525.75），结果详见表 4-18。

表 4-18　不同类型人工流产患者直接医疗成本

单位：元 / 例

分组	人数 / 人	直接医疗费用 [$M(P25，P75)$]
负压吸引术	55	2 067.89（1 414.51，2 811.14）
药物流产	10	1 184.74（892.48，1 441.35）
药物流产 + 清宫术	5	1 343.01（1 277.79，1 390.01）
总计	70	1 854.68（1 382.38，2 525.75）

（2）不同人流类型患者直接医疗费用组成

在不同人流类型患者的人均直接医疗费用构成中（见图4-3），除化验费外，负压吸引术的各项费用均高于药物流产或药物流产＋清宫术，但是药物流产中的化验费最高（中位数为570.50元）；此外，在总费用中，支出较多的为检查费、化验费与治疗费，负压吸引术患者普遍花费较多。

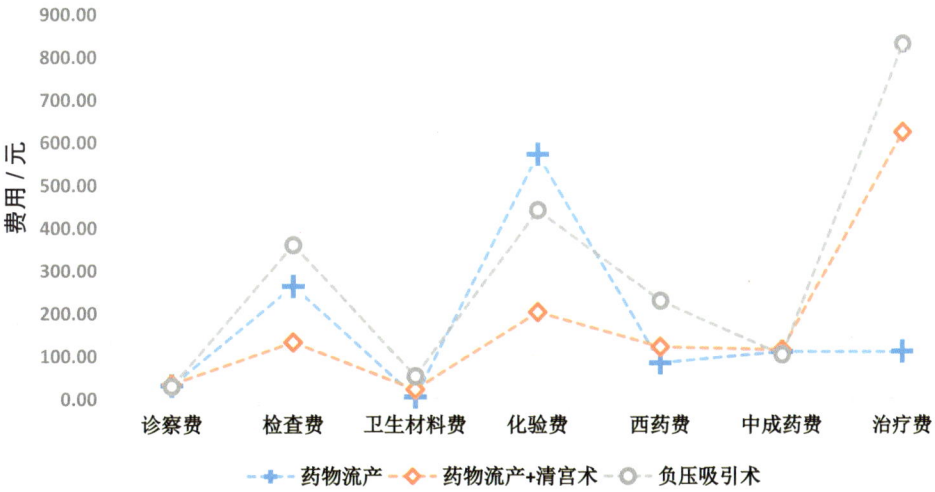

图4-3　不同类型的人均直接医疗费用构成

表4-19　不同人流类型患者例均直接医疗费用——$P50$（$P25$, $P75$）

单位：元

人流类型	总费用	检查费	卫生材料费	化验费
药物流产	1184.74（892.48，1441.35）	262.00（186.00，300.00）	3.63(3.63,4.38)	570.50（549.00，607.50）
药物流产＋清宫术	1343.01（1277.79，1390.01）	131.00（111.00，282.00）	20.8（12.80，22.42）	201.00（178.00，257.00）
负压吸引术	2067.89（1414.51，2811.14）	359.00（263.00，459.90）	51.87（24.00，116.02）	440.00（293.32，608.64）

人流类型	总费用	中成药费	治疗费
药物流产	1184.74（892.48，1441.35）	108.78（22.87，160.69）	110.00（110.00，130.00）
药物流产 + 清宫术	1343.01（1277.79，1390.01）	113.00（0，113.00）	623.00（338.00，927.00）
负压吸引术	2067.89（1414.51，2811.14）	101.82(0，294.25)	829.00（618.00，914.40)

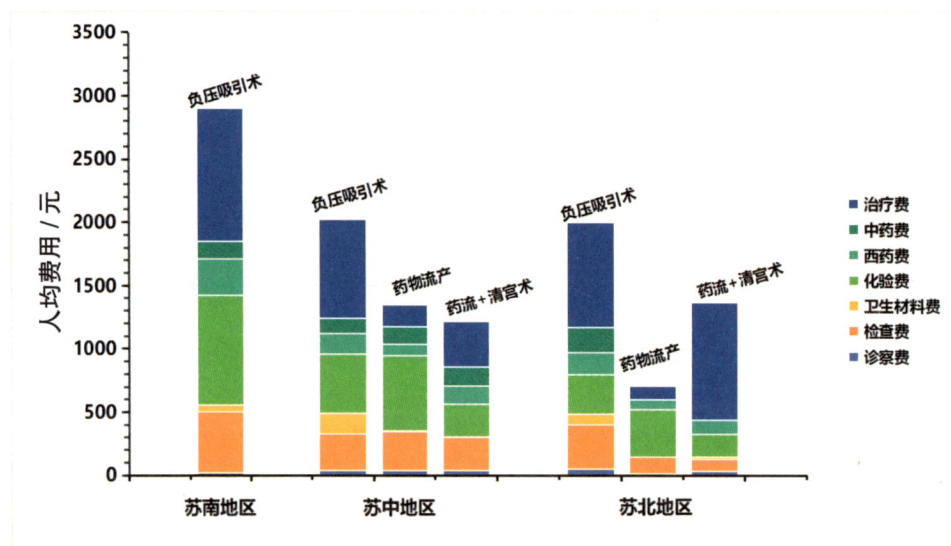

图 4-4　不同地区不同类型人工流产费用构成

（3）影响人工流产患者直接医疗成本的单因素分析

本研究将患者人口学资料中的年龄、婚姻状况、医疗机构所在地、临床诊断、医疗保险类型、人工流产类型、以往人工流产次数作为自变量，将疾病的直接医疗成本作为因变量，进行秩和检验，检验水准设定为 0.05。结果显示，患者就诊的医疗机构所在地（$P=0.001$）和人工流产类型（$P<0.001$）这两个因素对青少年人工流产患者的直接医疗成本有显著影响（见表 4-20）。

表 4-20　一般人口学特征对患者直接医疗成本的影响

影响因素	年龄分组 / 岁	人数 / 人	医疗费用 / 元	P
年龄	15~18	5	1 403.51（981.00，3 267.06）	0.690
	19~24	65	1 872.44（1 388.51，2 413.94）	
婚姻状况	已婚	35	1 933.54（1 324.01，2 282.41）	0.488
	未婚	35	1 816.23（1 398.01，3 339.4）	
医疗机构所在地	苏南	20	2 698.09（1 826.58，3 687.99）	0.001*
	苏中	26	1 424.08（1 154.00，1 872.44）	
	苏北	24	2 042.33（1 389.26，2 225.44）	
临床诊断	早期人工流产	68	1 890.16（1 385.45，2 532.75）	0.224
	不完全药物流产	2	1 366.51（1 343.01，1 390.01）	
医疗保险类型	城镇职工基本医疗保险	5	1 070.225（716.58，1 640.32）	0.074
	城乡居民基本医疗保险	1	981.00（981.00，981.00）	
	无（自费）	64	1 920.71（1 389.26，2 532.75）	
人工流产类型	负压吸引术	55	2 067.89（1 414.51，2 811.14）	< 0.001*
	药物流产	10	1 184.735（892.48，1 441.35）	
	药物流产 + 清宫术	5	1 343.01（1 277.79，1 390.01）	
以往人工流产次数	0	47	1 907.88（1 388.51，2 282.41）	0.769
	1	16	1 854.68（1 341.52，3 043.64）	
	2	6	1 968.88（1 324.01，3 610.49）	
	≥ 3	1	1 343.01（1 343.01，1 343.01）	

注释: * 表示 P 值显著。

19~24 岁年龄组患者的直接医疗费用相对较高，其直接医疗成本为 1 872.44（1 388.51，2 413.94）元 / 例；已婚患者的直接医疗成本高于未婚患者，为 1 933.54（1 324.01，2 282.41）元 / 例；在医疗机构所在地方面，苏南地区的人工流产患者医疗成本最高，直接医疗费用为 2 698.09（1 826.58，3 687.99）元 / 例，其次为苏北地区，直接医疗费用为 2 042.33（1 389.26，2 225.44）元 / 例，苏中地区的直接医疗成本最低，为 1 424.08（1 154.00，1 872.44）元 / 例；从临床诊断来看，诊断为早期妊娠的患者直接医疗成本最高，直接医疗费用为 1 890.16（1 385.44，2 532.75）元 / 例；在医疗保险参保情况方面，自费患者的直接医疗费用最高，为 1 920.71（1 389.26，2 532.75）元 / 例；从人工流产类型来看，进行负压吸引术的患者成本最高，直接医疗费用为 2 067.89（1 414.51，2 811.14）元 / 例，其次为药物流产 + 清宫术，直接医疗成本为 1 343.01（1 277.79，1 390.01）元 / 例。此外，首次进行人工流产的患者的直接医疗费用为 1 907.88（1 388.51，2 282.41）元 / 例。

（4）影响人工流产患者直接医疗成本的多因素分析

将医疗成本单因素分析中有统计学意义的因素作为自变量，进行赋值，赋值结果详见表 4-21。

表 4-21　直接医疗成本影响因素及变量赋值

变量代表	变量	赋值说明
X_1	医疗机构所在地	1 = 苏南，2 = 苏中，3 = 苏北
X_2	人工流产类型	1 = 负压吸引术，2 = 药物流产，3 = 药物流产 + 清宫术

根据上述对患者直接医疗成本的单因素分析结果显示，将患者的医疗机构所在地、人工流产类型 2 个变量进行多元线性回归分析，结果显示，患者的医疗机构所在地、人工流产类型是人工流产患者直接医疗成本的主要影响因素，结果详见表 4-22。

表4-22　人工流产患者直接医疗成本多因素分析

影响因素	β	β'	t	P
医疗机构所在地	−402.709	−0.324	−3.051	0.003*
人工流产类型	−581.312	−0.349	−3.281	0.002*

注释：* 表示 P 值显著。

4.3　研究讨论与建议

本研究对我国青少年生殖健康政策进行了研究，并在江苏省13个地级市的医务人员和青少年中开展现场调查，对江苏省内医务人员和青少年的基本情况、生殖健康服务的知晓度与满意度及其影响因素以及供需双方对人工流产服务各属性的偏好程度与支付意愿进行了探讨。同时，采用自下而上的成本收集法，获取江苏省青少年人工流产直接医疗成本现况。基于以上的研究结果，开展讨论并提出相关政策建议。

4.3.1　讨论

4.3.1.1　生殖健康政策对服务质量的关注有待提高

我国现行的青少年生殖健康相关政策法规内容较为宏观，且主要集中在提升服务的可及性和推广健康教育方面。然而，随着生殖健康问题呈现出复杂化、多样化及低龄化的趋势，如何在政策推行中考虑青少年的偏好和特征，对于解决服务需方的新生需求、促进青少年生殖健康具有重要意义。现行政策对个性化需求的关注度仍显不足，尤其是在提升服务质量方面尚未充分回应青少年日益多元化的需求。根据个性化需求进行精准健康宣教、提升青少年生殖健康服务质量，能够提高政策的实施效率，显著促进青少年对生殖健康服务的依从性和满意度的提升，这应成为未来相关政策的关注点。

4.3.1.2　接触过生殖健康服务的人群知晓度和满意度更高

研究发现，青少年生殖健康服务知晓度和满意度存在显著的人群差异。对于生殖健康服务的知晓度，婚姻状况和生育状况显著影响知晓度，已婚和有生育经历的青少年知晓度明显更高，提示接触过生殖健康服务的经历与获取生殖健康知识可能存在相关性。此外，经济收入、医疗保险类型和专业背景对知晓度的影响也表明，经济状况较好、拥有城镇职工医保、具有临床相关专业背景的青少年在获得生殖健康服务信息上具备更高的优势。

对于生殖健康服务的满意度，其在不同居住地、教育程度、就业、婚姻及生育状况之间存在显著性差异。与在校学生相比，已就业和未就业人群对服务满意度更高，表明经济独立和生活经验对服务感知的积极影响。同时，生育经历对满意度的提升也有显著作用，说明实际的相关医疗服务接触和体验可能带来对服务更积极的评价。

4.3.1.3 供需双方对改善生殖健康服务的需求存在高度一致

无论是青少年还是医务人员群体，最希望改善的生殖健康服务均集中于"隐私与保密"、"个人承担的医疗费用"和"医疗服务的安全可靠性"三个维度。其中，安全可靠性是所有医疗服务的基本属性，而隐私保护体现了青少年人工流产服务的特殊性，这与离散选择试验中受到偏好的属性保持一致，表明这些属性是医患双方的核心关注点，也凸显了现有服务在这些方面仍然有待提升。特别是对青少年而言，生殖健康问题敏感性较高，隐私保护的缺失可能直接影响其寻求服务的意愿和信任感。"个人承担的医疗费用"这一维度被医患双方认为最需要改善，但在离散选择实验中，"围手术期费用"属性在青少年人工流产服务的 7 个价值维度中重要程度最低，提示针对这一属性的政策建议需更加谨慎。

4.3.1.4 供需双方偏好的人工流产服务属性相似，但优先级不同

研究发现，青少年和医务人员在选择或提供人工流产服务时，对"隐私与保密"、"对女性生殖健康的影响"以及"医疗机构类型"这三个属性均呈现出显著偏好。这表明在此类医疗服务中，供需双方都高度认可高级别公立医疗机构的服务质量和可信度。由于青少年人工流产服务的特殊性，供需双方对于患者个人隐私的保护也非常重视。同时，由于保护女性生育力对患者个人身体健康和国家人口政策的实施都具有促进作用，人工流产服务对女性生殖健康的影响也受到供需双方的共同关注。虽然供需双方关注的属性相似，但两者对属性的优先级别排序和支付意愿上的差异也十分显著：青少年更重视个人隐私和服务对其生殖健康的影响，而医务人员则更注重医疗机构的性质和级别，这种偏好差异反映了青少年作为服务接受者和医务人

员作为服务提供者在立场上的不同需求和考量。上述结果提示未来服务优化设计时，应着重考虑上述维度，并纳入医患双方的个体偏好。

4.3.1.5 供需双方对人工流产服务的支付意愿存在异质性且明显高于实际花费

根据研究结果，青少年愿意为医疗机构类型从"民营医院"转为"基层公立医院"或"二/三级公立医院"分别多支付 8 142.34 元、18 847.33 元；若将人工流产服务对女性生殖健康的影响从"有影响"转为"无影响"，青少年愿意为此多支付 16 536.36 元；若将服务的隐私与保密等级从"低"转为"中"或"高"，青少年愿意为此多支付 6 560.42 元、13 361.26 元。对于上述属性，医生愿意为医疗机构类型从"民营医院"转为"基层公立医院"或"二/三级公立医院"分别多支付 5 048.32 元、6 431.25 元；若将人工流产服务对女性生殖健康的影响从"有影响"转为"无影响"，医生愿意为此多支付 1 304.94 元；若将服务的隐私与保密等级从"低"转为"中"、"高"，医生愿意为此分别多支付 2 502.72 元、4 834.50 元。上述结果表明，供需双方对相同属性的支付意愿存在异质性，且青少年支付意愿明显高于医生。这可能是由于青少年更加关注人工流产对自身健康的影响所引起的。同时，对比供需双方的支付意愿与青少年人工流产服务的实际花费可知，目前江苏省内青少年人工流产服务的实际花费均值仅为 2067.89 元，远低于青少年的支付意愿，提示青少年人工流产服务不存在可支付性问题。

4.3.2 建议

4.3.2.1 针对不同群体特征，提供个性化的生殖健康服务

青少年群体在生殖健康服务的知晓度和满意度上存在显著差异，尤其是已婚、已育及高收入群体的满意度和知晓度相对较高。建议根据不同群体的特征，提供更加个性化的服务内容。例如，针对在校学生，可以通过校园讲座、在线平台等方式提供性与生殖健康知识，预防非意愿妊娠；针对未就业人群，积极将其纳入生育保险保障人群，做好未就业人员生育医疗费用待遇保障，完善生育保险制度、强化生育支持保障功能；针对已婚、已育群体，可以进一步优化生殖健康服务的产后和育儿咨询服务，并完善生育休假制度、落实生育补贴制度，以满足该群体的特定需求、减少生育所带来的生活负担。

4.3.2.2　强化隐私保护机制，提升生殖健康服务质量

隐私保护是青少年和医务人员群体都认为最需改善的领域。生殖健康服务，尤其是与青少年相关的服务，往往会涉及敏感的隐私问题，影响服务的使用率。根据《中华人民共和国民法典》第一千二百二十六条规定："医疗机构及其医务人员应当对患者的隐私和个人信息保密。泄露患者的隐私和个人信息，或者未经患者同意公开其病历资料的，应当承担侵权责任。"因此，建议在医疗机构中加强隐私保护措施的执行，确保患者信息的安全。医疗机构可以通过设置隐私保护专员、优化患者信息管理系统、设计隐私保护措施等方式，确保患者在就医时的隐私得到充分保护。

4.3.2.3　改善基层医疗机构服务质量，加强服务体系建设

研究发现，青少年偏好基层公立医院或二/三级公立医院的人工流产服务。因此，政府可以通过增加财政支持和资源配置、推动绩效工资分配向产科、儿科倾斜等方式，加强公立性质的妇幼保健机构和综合医院的产科建设。同时，进一步提高基层妇幼保健机构的服务能力和质量，促进服务标准化、规范化提升，持续优化妇女全生命周期的服务体系。深入实施国家区域医疗中心建设项目，动态支持产科、儿科等临床重点专科发展，促进优质妇幼保健医疗资源扩容下沉和区域均衡布局，使基层医疗机构也能很好地承担青少年生殖健康服务。

4.3.2.4　增强生殖健康宣传教育，关注未婚未育人群

根据《国家卫生健康委办公厅关于印发不孕不育防治健康教育核心信息的通知》，我国不孕不育发病率为 7%~10%。青少年作为未来生育的主力军，开展生殖健康教育，普及性与生殖健康基本知识，减少青少年意外怀孕和人工流产，有利于提高其生殖健康水平。政府可以建立由医务人员参与的，涵盖大中小学并逐步深入的生殖健康教育体系。通过加强校园中的生殖健康教育，并且增大医务人员授课比例，有利于让青少年深入了解如何保护自己，如何避免受到伤害；此外，通过加强媒体对青少年生殖健康问题的健康宣教，并且设立生殖健康免费咨询热线，有利于解决青少年面对非意愿妊娠和人工流产时的困惑与无措，继而能有效避免不良的人工流产服务。

第五章　青少年生殖健康服务的政策回应性研究

5.1　基于文献分析的服务需求情况

全世界青少年共 18 亿人，我国青少年人群超过全球青少年人口的 1/5。目前，我国青少年性与生殖健康的服务体系面临巨大挑战。青少年的生殖健康关乎国家未来的人口素质，也直接影响我国人口可持续健康发展和民族的兴旺发达。本研究通过中英文数据库进行检索，构建了青少年生殖健康服务文献研究数据库，围绕生殖健康保健服务现状与科普需求、性传播疾病的防治现状与需求和人工流产服务现状及避孕指导需求三个方向，分别从供方和需方两个角度作简要述评。

5.1.1　研究方法

本研究通过在中国知网、万方、维普和 PubMed 等中英文数据库进行系统检索，构建了青少年生殖健康服务文献研究数据库。

本次研究纳入文献共 247 篇，包括中文文献 223 篇和英文文献 24 篇。纳入文献根据研究内容可归纳为生殖健康保健服务现状与科普需求（99 篇）、性传播疾病的防治现状与需求（110 篇）和人工流产服务现状及避孕指导需求（38 篇）共三个方向，分别从供方和需方两个角度作简要述评。文献检索流程见图 5-1。

5.1.2　结果与分析

5.1.2.1　生殖健康保健服务现状与科普需求

党和国家高度重视青少年性与生殖健康工作，并制定了《"健康中国 2030"规划纲要》《中华人民共和国未成年人保护法》《中国儿童发展纲要（2021—

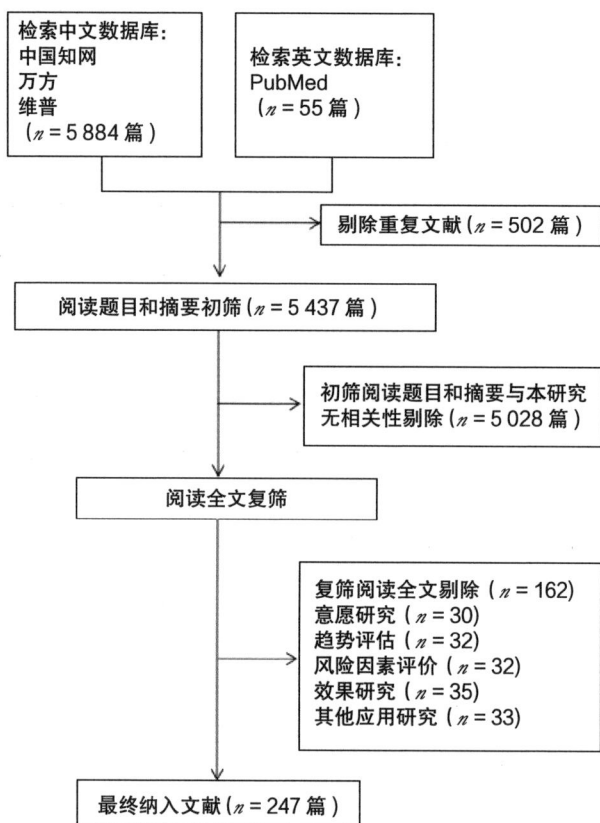

```
┌──────────────────────┐  ┌──────────────────────┐
│ 检索中文数据库：       │  │                      │
│ 中国知网               │  │ 检索英文数据库：       │
│ 万方                   │  │ PubMed               │
│ 维普                   │  │ （n = 55 篇）         │
│ （n = 5 884 篇）       │  │                      │
└──────────────────────┘  └──────────────────────┘
            │                        │
            └───────────┬────────────┘
                        │        ┌──────────────────────────┐
                        ├───────▶│ 剔除重复文献（n = 502 篇） │
                        │        └──────────────────────────┘
                        ▼
            ┌──────────────────────────────────┐
            │ 阅读题目和摘要初筛（n = 5 437 篇） │
            └──────────────────────────────────┘
                        │        ┌──────────────────────────────────┐
                        ├───────▶│ 初筛阅读题目和摘要与本研究         │
                        │        │ 无相关性剔除（n = 5 028 篇）      │
                        │        └──────────────────────────────────┘
                        ▼
            ┌──────────────────┐
            │ 阅读全文复筛      │
            └──────────────────┘
                        │        ┌──────────────────────────────┐
                        ├───────▶│ 复筛阅读全文剔除（n = 162)    │
                        │        │ 意愿研究（n = 30)            │
                        │        │ 趋势评估（n = 32)            │
                        │        │ 风险因素评价（n = 32)        │
                        │        │ 效果研究（n = 35)            │
                        │        │ 其他应用研究（n = 33)        │
                        │        └──────────────────────────────┘
                        ▼
            ┌──────────────────────────┐
            │ 最终纳入文献（n = 247 篇） │
            └──────────────────────────┘
```

图 5-1　文献检索流程图

2030）》等文件，这些文件明确提出了普及避孕、节育和生殖健康知识的要求。青少年保健服务是妇幼保健机构重要的工作内容之一，旨在为青少年提供及时的性与生殖健康教育，并提供公平、方便和全面的友好服务。但目前，部分县、区妇幼保健机构青少年保健门诊建设亟待加强，同时青少年获得性与生殖健康服务仍存在一定障碍，性与生殖健康知识知晓率较低，科普需求较高。

（1）供方研究

何丹等通过问卷调查的形式，调查了重庆市 39 所区县级妇幼保健机构的青少年生殖健康保健服务提供情况和人力资源配置情况。结果发现，32 所（82.1%）妇幼保健机构设置了青少年保健门诊，但均不是独立科室，从事青少年保健工作的工作人员以兼职人员为主（98.9%）。可见，重庆市区县级妇幼保健机构的青少年保健门诊亟待加强，青少年保健服务的提供和人力资源配置均存在不足。针对青少年保健服务的发展，应增加对青少年保健的政策和经费支持，推进青少年保健专科的建设，加强人才队伍的建设，转变服务模式。

（2）需方研究

杜莉等通过整群随机抽样的方法，抽取了上海市某区 2 家工厂的 24 岁以下外来务工青年，调查了他们的性与生殖相关知识以及对于安全性行为的态度和行为。结果发现，性与生殖健康掌握程度较低，性态度开放，婚前性行为发生率较高（男性64.0%，女性 56.1%），性安全意识不强。骆颖等采用分层整群抽样的方法，对山东 6 所职业学校共 1228 名青少年进行了性知识、性观念和性行为的问卷调查。结果发现，77 人发生过性行为，其中 75 人（97.4%）发生了高危性行为，6 所学校的性知识得分仅为 21.41±5.93。赵芮等采用便利抽样的方法，在黑龙江、河北、湖南、浙江、福建、广东、广西、四川、海南省和北京、天津市抽取了 22 所高中和 21 所大学共 1355 名学生。结果发现，青少年性与生殖健康知识及格率仅为 53.28%，整体水平偏低。对于青少年性与生殖健康问题，应引起卫生部门乃至社会相关部门的重视，各级卫生保健机构应持续开展多样有针对性的健康教育活动，并提供适宜的生殖保健服务。

5.1.2.2　性传播疾病的防治现状与需求

艾滋病仍然是我国乃至全球范围内一个严重的公共卫生问题，性传播是艾滋病病毒的主要传播途径之一。青年学生性观念越来越开放和包容，但安全性行为的认知和技能却未提高。青年学生属于性活跃且普遍缺乏安全意识的人群，已成为我国防控艾滋病的重点人群之一。

国家卫健委等 10 部门联合印发的《遏制艾滋病传播实施方案（2019—2022 年）》明确指出，通过实施学生预防艾滋病教育、实施艾滋病检测工程等措施遏制艾滋病在青年学生间的传播。加强艾滋病健康教育和实施综合干预措施是提高青年学生艾滋病防治知识、树立正确的健康观念、促进安全性行为的最有力措施。

（1）供方研究

刘小涛在成都、武汉和合肥三个地区收集了基层艾滋病防治工作的相关资料，采用访谈、问卷调查的形式了解了青年对接受艾滋病健康教育和性病相关知识的知晓情况。结果发现，青年接受过艾滋病健康教育的仅占 50.7%，对性病相关知识的知晓率仅为 33.2%。同时发现，基层缺乏艾滋病防治服务的经费、服务规范、能力建设和监督考核机制等。因此，完善基层艾滋病防治保障体系已成为基层亟待解决的关键问题。覃小津等在北京、西安和天津 3 个地区，对 10 名青少年艾滋病检测咨询服务提供者和 12 名曾接受过服务的青少年进行了深入访谈。结果发现，目前无针对青少年的特殊服务内容，服务提供者认为青少年艾滋病检测流程可行但不完善，工作人员水平参差不齐，人员资金保障不足，缺少 16 岁以下人群的服务指导方案；青少年认为服务模式好，但可及性不够。因此，还需进一步完善，加强工作宣传，加强政策和资源保障力度，提高服务机构开展相关服务的能力。

（2）需方研究

殷文婷等通过线上线下问卷调查的形式，了解了江苏、四川、河南、广东四个地区青年学生艾滋病相关知识知晓情况及检测情况。结果发现，艾滋病相关知识知晓率为 78.4%，HIV 检测率仅为 6.2%。今后需针对该人群加强检测、暴露前后预防等知识的宣传，提高风险意识。潘玲等在我国部分网络社交平台上，通过滚雪球法调查了 730 名 15~24 岁网约性行为青少年对感染性病和艾滋病的态度及就医意愿。结果发现，到公立医院或疾控中心咨询的仅占 45.9%，到私人门诊或网络问诊的占 19.4%。可见，网约青少年对感染性病和艾滋病服务需求高，但其就医途径复杂。需在青少年感染性病和艾滋病宣教工作中重视就医行为和就医技能的教育，并通过多部门采取多种策略拓宽青少年获得适宜的服务途径。黄金元等通过青少年保健校园门诊及社区门诊形式，在重庆市 4 所职业高中和 4 个社区进行了青少年艾滋病相关情况的调查。结果发现，校内和校外青少年生殖健康知识需求较高，校内和校外分别有 44.04% 和 51.79% 的青少年主动上网搜索有关生殖健康相关知识。校内青少年的艾滋病知识知晓率明显高于校外，但均低于浙江省杭州地区及全国的平均水平。如今，青少年性态度趋于开放，生殖健康相关知识缺乏，易发生高危性行为、感染风险高。因此，加强青少年艾滋病的防控迫在眉睫。

5.1.2.3 人工流产服务现状及避孕指导需求

青少年人群是国家未来发展的新生力量，对青少年人群的人工流产服务和避孕指导十分重要。1994 年，在全球提倡"生殖健康"的时代背景下，多个国际社会组

完善青少年生殖健康
服务政策的研究

织提出了"流产后关爱服务"，主要包括流产后社区服务、流产后咨询服务、流产后并发症治疗服务、流产后计划生育服务、流产后生殖健康及其他健康综合服务，旨在解决女性的流产问题，降低意外妊娠后重复流产的发生，为广大女性的生殖健康保驾护航。

多数未婚流产女性之所以没有采取避孕措施，是由于其对避孕知识的缺乏。为降低未婚女性的人流风险，需要加强对育龄男女青年避孕知识以及避孕方法的健康教育，提高对生殖健康的正确认识，增强抵御危险性行为的能力，加强对其流产后的计生服务，并从专业的角度普及科学避孕知识。

（1）供方研究

茅群霞等采用非概率抽样中的立意抽样方法，调查了重庆、浙江、天津地区107家公立医院对19岁以下青少年人工流产的服务现状。结果发现，青少年在就诊时获得独立空间的比例在浙江、天津和重庆分别是35.2%、39.2%和62.0%。98.1%的调查对象意识到针对青少年的服务质量有待改善，但是50%的人认为提高服务质量存在困难。针对青少年流产服务，技术服务提供者普遍具有较好的服务意识，但其服务整体理念仍需进一步完善，才能有效降低再次意外妊娠和人工流产的发生风险。陈海楠等通过随机整群抽样的方法，抽取了上海市41家医院共410名医生，进行了向未生育的青少年提供长效可逆避孕措施知信行情况调查。结果发现，医务人员参加过"未生育青少年使用长效可逆避孕"相关培训的仅占21%，52.9%的医务人员认为生育后女性才可使用长效可逆避孕，38.3%的医务人员认为未生育青少年使用长效可逆避孕对健康有负面影响，还有21.2%不清楚未育青年使用长效可逆避孕有哪些益处。因此，需加强培训并更新医务人员的知识，医务人员需在患者知情选择的前提下，对未婚未生育反复做流产的青少年推荐长效可逆避孕，扩大社会宣传和青少年人群健康教育。

（2）需方研究

龚双燕等通过对北京地区623例青少年的调查，了解了他们对国家免费避孕药具政策的知晓情况。结果发现，女性青少年对国家免费避孕药具政策知晓比例相对较低，为66.67%。青少年对隐私保护的意识和要求比较高，应针对女性青少年的特点，加强国家免费避孕药具的宣传教育，全面介绍免费领取避孕药具的种类及可获得的途径，提升避孕节育女性青少年友好服务水平。梁海旭等采用方便抽样的方法，在 2018 年对全国 222 所高校的 43251 名在校青年学生调查了避孕节育及生殖健康服务需求。结果发现，青年学生中仅有 23.66% 了解避孕节育相关知识，获得避孕节育知识途径主要是网络。可见，我国青年学生对避孕节育知识掌握程度低且不全面，对开展避孕节育与生殖健康教育的需求强烈。

5.1.3　结论

青少年群体是某些性传播疾病及公共卫生问题的高危人群。为了提高青少年的生殖健康意识，满足青少年群体的生殖健康需求，根据文献研究提出以下建议：

5.1.3.1　建立青春期生殖健康知识教育体系，创新推进广大青年学生的青春期健康教育，提高青少年对青春期生殖健康知识的认知度，降低非意愿妊娠的发生风险，有效保护青少年生育力。

5.1.3.2　进一步加强艾滋病防治知识宣传教育的针对性，扩大宣传覆盖面，提高青少年对感染性疾病特别是艾滋病的预防意识，有效遏制艾滋病的传播。

5.1.3.3　进一步完善针对青少年生殖健康服务体系，规范医疗保健机构青少年生殖健康服务，保障青少年生殖健康服务供给，提高青少年生殖健康服务的可及性和可负担性。

5.2　基于网络文本挖掘的青少年生殖健康服务政策回应性研究

青少年正处于生理和心理发展的关键阶段，对生殖健康的需求广泛且多样，涉及避孕、流产、性教育等多个方面。传统的生殖健康服务模式往往难以全面满足青少年的实际需求，导致部分青少年无法获得及时、准确的健康服务和信息支持。

随着互联网和社交媒体的普及，青少年越来越多地通过网络平台获取生殖健康信息和表达自身观点，这种趋势为研究青少年的生殖健康需求提供了新的视角和数据来源。作为中国领先的年轻人社区，B 平台用户平均年龄保持在 24 岁左右，其中 1997 年之后出生的用户覆盖率达到 65%，男女比例接近 1 比 1。其日均活跃用户稳定在 1 亿量级，月均活跃用户 3.36 亿，用户日均使用时长稳定在 95 min，已经成为中国主流视频内容平台，是了解青少年生殖健康需求的重要渠道。

本研究利用分布式爬虫、自然语言处理、大语言模型等技术，通过对 B 平台上与青少年生殖健康服务相关的视频元数据、用户评论及弹幕进行深入分析，识别和提取核心话题与热点，揭示青少年对生殖健康服务的关注点和需求，为相关领域的研究和实践提供数据支持和理论依据。

5.2.1　研究方法

5.2.1.1　分析方法

（1）关联性矩阵

采用相关性矩阵方法揭示各视频互动指标之间的关系，通过皮尔逊相关系数（Pearson Correlation Coefficient）来量化各指标之间的线性相关性，其计算公式如下：

$$r_{xy} = \frac{\sum (x_i - \bar{x})(y_i - \bar{y})}{\sqrt{\sum (x_i - \bar{x})^2 \sum (y_i - \bar{y})^2}}$$

其中，r_{xy} 表示变量 x 和 y 之间的相关系数，x_i 和 y_i 分别表示变量 x 和 y 的第 i 个观测值，$\bar{x}$ 和 $\bar{y}$ 分别表示变量 x 和 y 的均值。该系数取值范围在 −1 至 1 之间，其中接近 1 表示强正相关，接近 −1 表示强负相关，接近 0 表示无相关性。

计算每一对变量之间的皮尔逊相关系数，构建对称的相关性矩阵。矩阵中的每一个元素 r_{ij} 表示变量 i 和变量 j 之间的相关系数，可以直观地展示各指标之间的相关关系。

采用热力图（Heatmap）对相关性矩阵进行可视化处理，迅速识别出各指标之间的相关性模式，其中不同颜色代表不同的相关性强度，颜色越深，表示相关性越强。

（2）散点图矩阵

绘制散点图矩阵来分析各个特征之间是否存在线性关系，以全面了解各个变量之间的关系及其分布特征。

（3）词共现网络

词共现网络（Word Co-occurrence Network）是基于文本中词语同时出现的关系构建的一种网络结构。在分析 B 平台的视频评论和弹幕中，当两个词语在同一条评论中同时出现，即认为它们共现。类似地，在弹幕分析中，当两个词语在同一段弹幕中出现时，也认为它们共现。

词共现网络是基于共现矩阵的，其具体构建流程如下：

① 数据预处理。对文本数据进行预处理，包括分词、去除停用词和标点符号等，并获取预处理后的词语列表。

② 初始化共现矩阵。创建一个 $n \times n$ 的矩阵，n 是词语列表的大小。矩阵中的每个元素表示词语 i 和词语 j 的共现次数，初始值为 0。

③ 填充共现矩阵。扫描所有的文本单元（如评论或弹幕）。对于每个文本单元中的词语，更新共现矩阵中对应词对的共现次数。

④ 制作共现网络图。将关键词语表示为节点，词语之间的共现关系表示为节点之间的边。每个节点代表一个词语，其大小根据词频进行调整，词频越高，节点越大。每条边代表两个词语之间的共现关系，边的粗细可根据共现次数进行调整，共现次数越多，边越粗。

5.2.1.2　数据结构

（1）数据来源与特征

本研究爬取 2016 年 9 月 19 日之后，点赞 10 万以上的生殖健康相关的视频数据、评论数据和弹幕数据（相关联的视频关键字见附表 5-1），入库存储到 MySql 数据库。

（2）数据定义与处理

①视频基本属性的定义。采集视频时收集了各种视频基本属性用于分析，详见附表 5-2。

② 弹幕的定义。弹幕指该词目前在视频播放领域中演化为用户针对视频内容所发布的实时评论，具有实时性、多样性、社交性特点。用户在发送弹幕时依据当前播放的内容进行评论。

相对于传统的视频评论，弹幕能真正反映用户瞬时对视频的真实感受，容易产生众人同时一起观看视频的归属感和共鸣感，并可针对其他用户所发弹幕进行赞同、回应等行为，在一定程度上反映出用户对当前内容的态度和想法。

研究爬取的所有弹幕相关字段，如附表5-3所示。

③ 视频评论的定义。视频评论是用户针对视频内容在播放结束后或观看过程中发布的文字反馈和评价。与弹幕不同，视频评论通常在视频下方的评论区展示，不会实时覆盖在视频画面上。视频评论作为一种持久性、详细性和互动性兼备的反馈形式，能够全面反映用户对视频内容的看法和意见，提供丰富的用户体验数据，为了解用户对于视频内容的观点和需求提供重要参考。研究爬取的所有评论相关字段，如附表5-4所示。

（3）数据清洗与预处理

数据清洗与预处理是确保数据质量和分析有效性的关键环节。数据采集完成后，对其进行系统化的处理，以保证数据的准确性、完整性和结构化，为后续的深入分析奠定基础。

①重复数据剔除。在数据采集过程中，可能会因为网络波动、爬虫重复抓取等原因导致数据重复。这些重复数据不仅会影响数据分析的准确性，还会增加数据处理的复杂性。通过编写Python脚本，进行重复项检查：

• 利用数据框架如Pandas，通过drop_duplicates( )函数查找并剔除重复记录。对视频数据，通过视频ID字段进行去重；对评论和弹幕数据，通过评论ID和弹幕ID字段进行去重。

• 设置唯一性约束（unique constraint），确保数据库中插入的每条记录都是唯一的。例如，对于视频数据，设置视频ID为唯一键；对于评论和弹幕数据，分别设置评论ID和弹幕ID为唯一键。

② 无关数据删除。采集到一些与研究主题无关的数据，可能会干扰分析结果，降低分析的针对性。需进行筛选，保证分析的针对性：

·定义与青少年生殖健康服务需求相关的关键词列表，如"安全套""流产""性教育"等，对视频标题、评论和弹幕内容进行筛选，保留与关键词匹配的数据。

·手动审查部分数据，确保筛选规则的有效性和准确性。对筛选结果进行抽样检查，确保无关数据已被有效删除。

③ 缺失值处理。数据中的缺失值可能会影响数据分析的完整性和准确性。统计每个字段的缺失值比例，判断缺失值的分布情况。对于缺失值较少的字段，采用填补缺失值的方法；对于缺失值较多且无法修复的字段，考虑删除相关记录，设定一个缺失值阈值（如缺失值比例超过 50%），对超过阈值的记录进行删除，以保证数据的完整性。

④ 基于大语言模型的数据语义标注与筛选。大语言模型（如 ChatGPT、文心一言等）在本研究的数据语义标注和筛选中发挥了重要作用。通过引入大语言模型，可以更有效地对网络文本数据进行智能化处理，在确保数据质量的同时提升了分析的准确性和效率。以下是大语言模型在数据清洗过程中的具体应用：

·用户需求的提取、识别与总结。为深入了解青少年在生殖健康方面的实际需求，本研究利用大语言模型对用户弹幕和评论中的需求进行了提取与识别。通过对大量文本的上下文分析和深度学习，模型能够自动提取出用户的关键需求，例如对避孕措施的关注、对隐私保护的期望以及对医疗服务的反馈等。模型不仅能够识别显性表达的需求，还能够通过语境判断出用户隐含的需求，从而为青少年个性化需求的总结提供支持。通过这些提取和总结，可以更系统地了解青少年在生殖健康方面的核心关注点，为后续的政策制定提供科学依据。

·数据标注与分类。大语言模型还用于对筛选后的用户数据进行标注与分类。与简单的规则分类方法不同，大语言模型能够基于语义理解对评论和弹幕进行细致的主题划分，例如将数据分类为"避孕知识需求""性健康教育""服务可及性"等类别。这种分类使得后续的数据分析更加条理化，有助于深入挖掘不同青少年群体在生殖健康服务中的差异化需求，并为相应政策的改进提供参考依据。

完善青少年生殖健康
服务政策的研究

5.2.2 结果与分析

5.2.2.1 纳入分析的视频特征

研究纳入涉及 21.8 万用户点赞 4.86 亿次的视频 743 条。见表 5 -1 。

表 5-1　纳入分析的视频特征

视频指标	数值
总播放量	48 683 万次
点赞数量	1 231 万次
收藏数量	335 万次
投币数量	176 万个
分享数量	319 万次
对应弹幕数量	56 万条
对应评论数量	68 万条
对应 UP 主数量	525 位
对应用户数量	21.8 万人

5.2.2.2 视频特征关联分析

由图 5-2 可以看出收藏数与点赞数、分享数之间均具有极高的相关性（0.86、0.90），表明用户通常也会选择点赞和分享视频。

观看次数与点赞数（0.70）、收藏数（0.74）和分享数（0.74）之间也存在较高的相关性，显示出视频的受欢迎程度往往伴随着这些互动指标的增加。观看视频后，评论数和弹幕数（0.63）间相关性也较高，说明用户会通过弹幕和评论的方式进行互动。

关注者数量其实并没有和其他特征产生很强的相关性，在生殖健康相关视频中用户的粘性不是特别强。

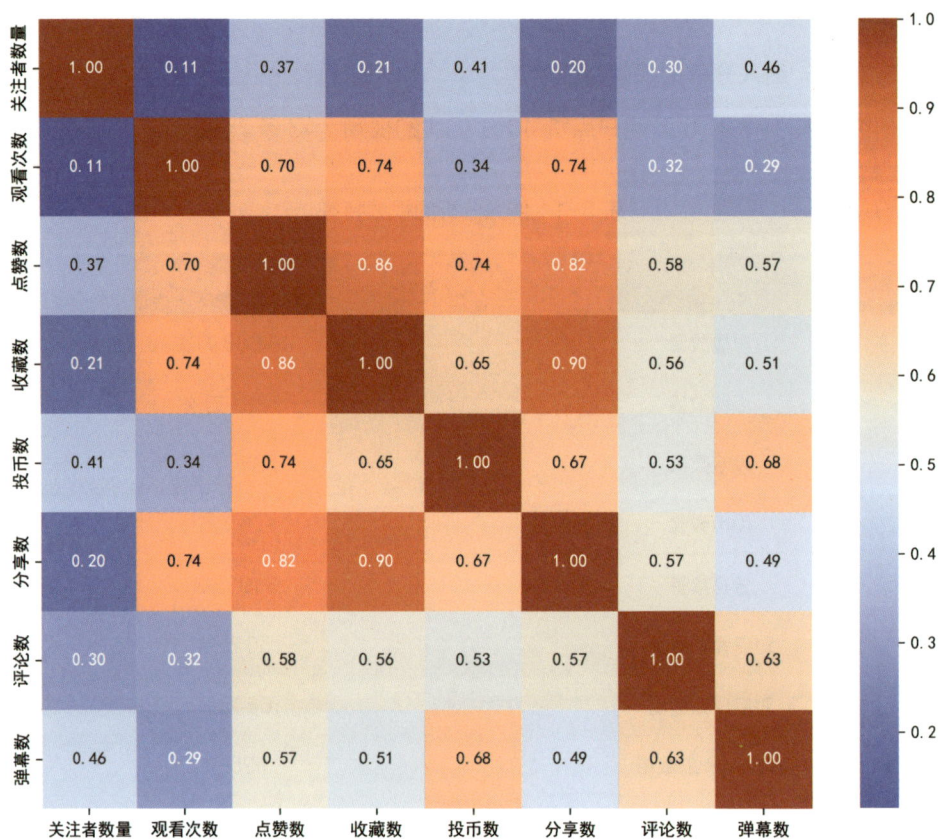

图 5-2　视频特征的相关性矩阵

从视频特征分析可以看到：

（1）观看次数与互动指标

点赞数、收藏数和分享数均与观看次数之间存在明显的正相关关系，随着观看次数的增加而增加，且回归线表明这种趋势是线性的。

（2）收藏数与分享数

收藏数与分享数的散点图和回归线清楚地显示了这两个指标之间的高度正相关关系（0.90）。

收藏数分别与点赞数、分享数之间的强相关性，为理解用户行为和偏好提供了重要的参考。见图 5-3。

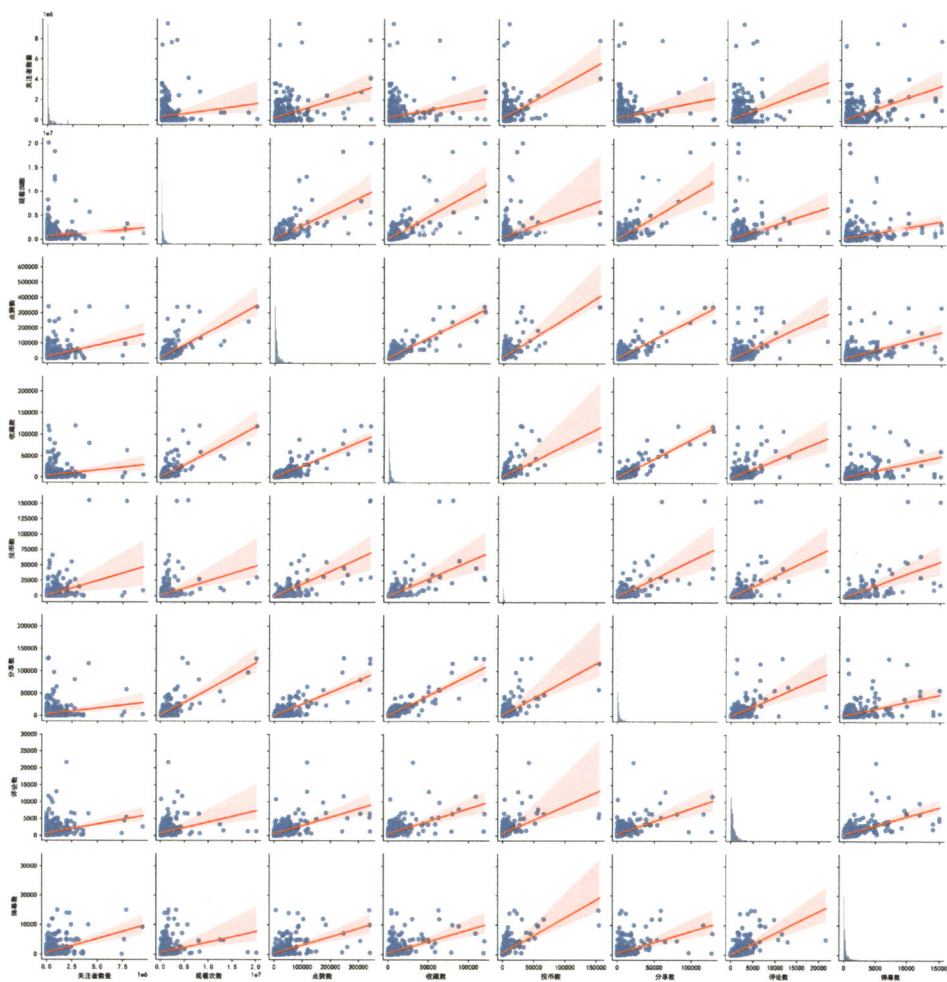

图 5-3　视频特征的散点矩阵图

5.2.2.3　视频二级标签分析

从 2016 年开始，B 平台发布的青少年生殖健康相关内容的视频数量显著增加，并在随后的几年中持续增长，尤其是 2020~2023 年相关视频数量出现了一个跃升，说明相关领域的创作处于一个持续活跃的阶段。见图 5-4。

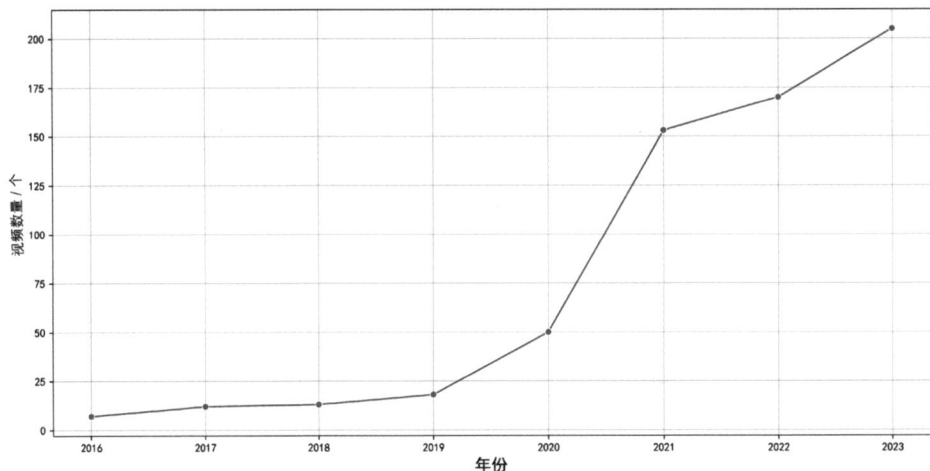

图 5-4　生殖健康相关视频数量随时间变化图

对 743 个视频的二级标签分类发现，目前 B 平台上生殖健康相关内容以"安全套""生殖健康科普"为主，这两类主题已经占据了 57.8% 的视频，见图 5-5。

目前 B 平台生殖健康相关视频，主要是避孕相关的内容，包括"安全套""避孕药""避孕失败""节育器"等分类。见图 5-6。

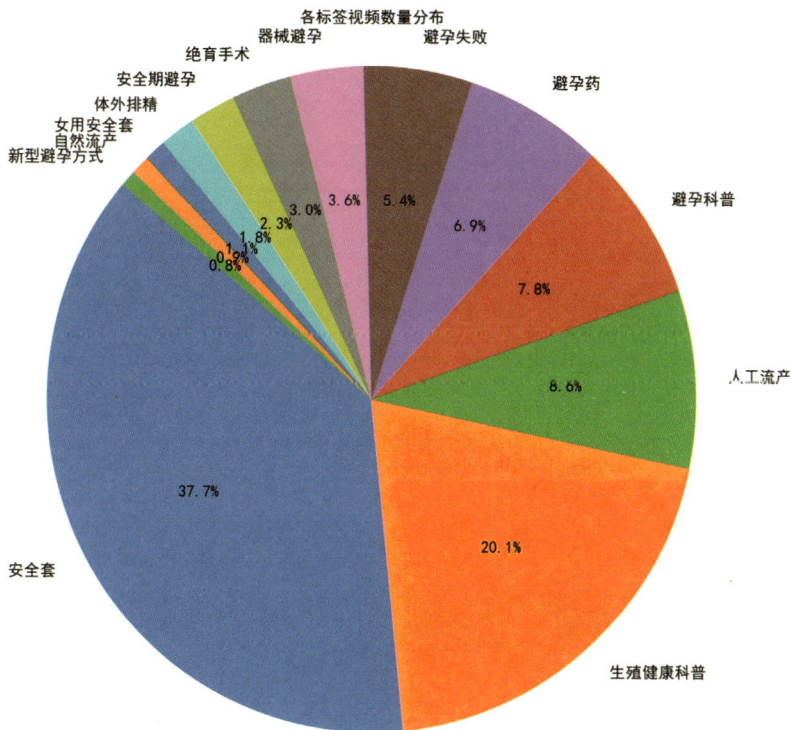

图 5-5　二级标签关联视频数量分布

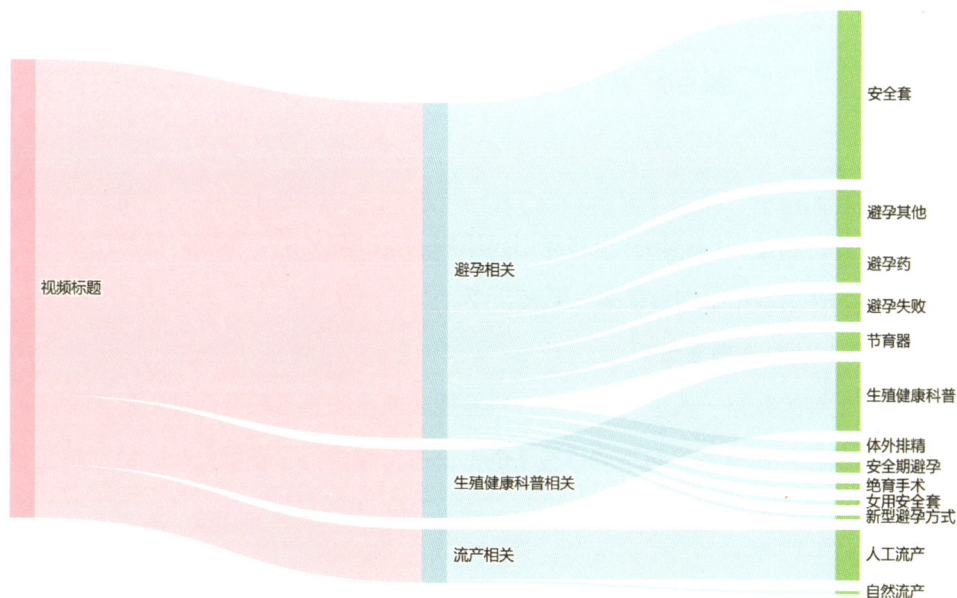

图 5-6　视频标题桑基图

对视频数量趋势可以看出，相关视频的增长主要是由"安全套"和"生殖健康科普"这两类的增长带来的，其他的增长有限，相关健康科普视频虽然有增长但是范围并不全面。见图5-7。

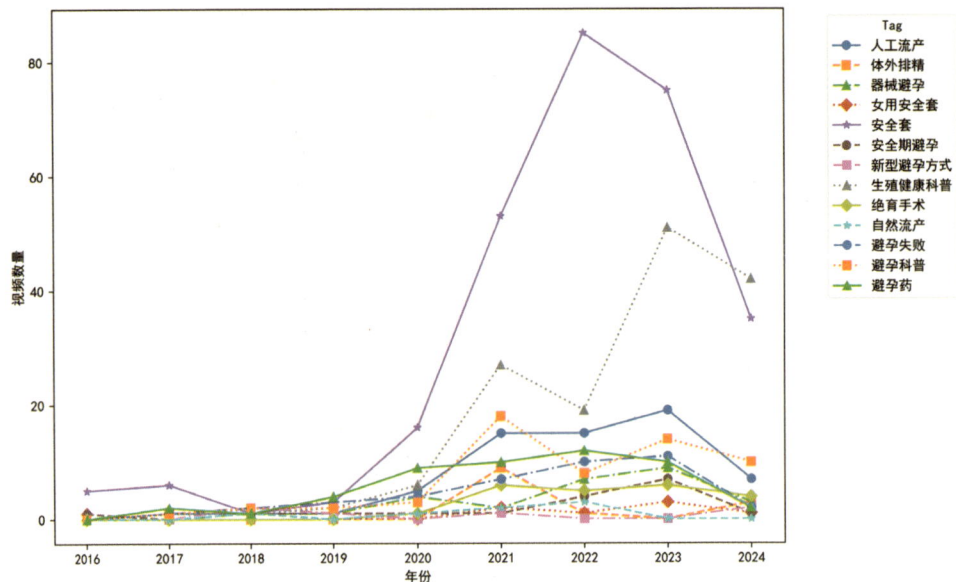

图 5-7 基于标签的视频数量时间变化趋势图

为了分析哪些类别的标签更容易引起用户的互动和共鸣，本项目计算了平均点赞率、平均评论率和平均分享率。见表5-2。

5.2.2.4 UP 主背景分析

视频上传的账号一般称为 UP 主，科普视频内容的质量和准确性依赖于创作者的专业背景和知识储备。对不同标签下的 UP 主背景进行了详细分析，特别关注了非医学背景和医学背景 UP 主的比例。

表 5-2　视频互动率表

单位：%

视频二级标签	平均点赞率（Like/View）	平均评论率（Comment/View）	平均分享率（Share/View）
人工流产	4.35	0.42	0.70
体外排精	1.26	0.26	0.75
女用安全套	2.60	0.16	0.46
安全套	2.41	0.15	0.60
安全期避孕	2.94	0.16	0.70
新型避孕方式	1.20	0.23	0.39
生殖健康科普	2.44	0.20	0.61
绝育手术	3.96	0.20	0.58
自然流产	2.40	0.20	0.27
节育器	2.38	0.22	0.47
避孕其他	2.87	0.20	0.64
避孕失败	2.64	0.19	0.28
避孕药	3.56	0.35	1.11

青少年生殖健康科普相关 UP 主非医学背景比例为 83%，医学背景比例较低，仅有 17%，相关视频的内容质量需要进行谨慎的评估。

进一步分析不同标签对应的 UP 的医学背景，不同标签的视频其 UP 主的背景差异较大，新型避孕方式、自然流产、安全期避孕等标签，非医学背景 UP 主的比例较高。相反，体外排精医学背景 UP 主的比例相对较高。见表 5-3。

表 5-3　不同标签下 UP 主医学背景比例

单位：%

标签	非医学背景	医学背景
新型避孕方式	100.00	0.00
自然流产	100.00	0.00
安全期避孕	92.86	7.14
避孕失败	89.74	10.26
安全套	89.05	10.95
女用安全套	87.50	12.50
避孕其他	78.18	21.82
避孕药	70.83	29.17
绝育手术	68.18	31.82
人工流产	59.02	40.98
节育器	56.52	43.48
生殖健康科普	52.70	47.30
体外排精	30.77	69.23

5.2.2.5　词共现网络分析

词共现网络图发现"避孕药""怀孕""避孕""医生"等词汇频繁出现，凸显了这些话题在青少年生殖健康关注讨论中的热度。其中，"避孕药"的讨论主要包括类型、使用方法、副作用、效果及对健康的影响。"怀孕"作为另一个核心议题，涵盖了意外怀孕、计划怀孕、孕期健康管理等方面。"医生"的频繁出现，突显了医生在提供健康咨询，尤其是在乳腺相关问题上的重要性，但在怀孕和避孕知识传播方面则显得较为有限。见图 5-8。

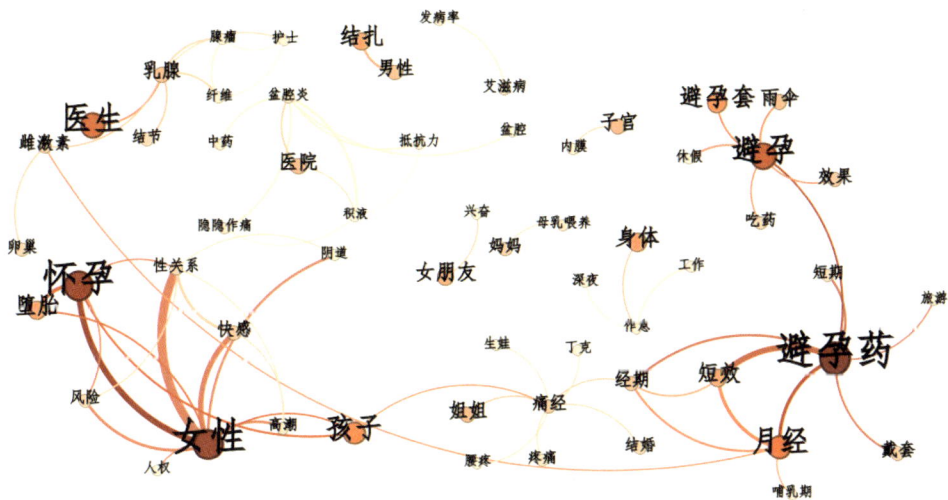

图 5-8　视频评论的词共现分析网络图

在共现关系方面，主要有以下 5 类：

（1）女性 - 性关系：共现频次非常高，表明文本中大量讨论了女性在性关系中的角色，可能涉及性关系中的避孕措施、性健康教育、性关系对女性身心健康的影响等内容。

（2）短效 - 避孕药：共现频率很高，提示了文本中关于短效避孕药的详细讨论，包括其使用方法、效果、副作用及适用人群等内容。

（3）流产 - 怀孕：强共现关系，暗示了评论中对意外怀孕和堕胎的讨论。可能涉及堕胎的伦理和法律问题、堕胎的医疗操作方法、堕胎对女性健康的影响以及社会对堕胎的态度等内容。

（4）月经 - 避孕药：表明两者之间有重要联系，可能讨论了避孕药对月经周期的影响、月经期间避孕药的使用方法及其对月经调节的作用，这也是避孕药值得注意的使用方面。

（5）医生 - 乳腺：涉及医生咨询的内容主要集中在乳腺健康方面，包括乳腺疾病的诊断、治疗以及预防措施，而在遇到避孕和怀孕相关问题时，较少向医生咨询。

通过对视频评论的高频词和强共现关系的分析，可以得出以下结论：

（1）评论主题相对集中：避孕药、怀孕、避孕方法等内容是评论的主要讨论点。

（2）内容重点较为突出：高频词和强共现关系揭示了避孕措施（特别是短效避孕药）的重要性，以及它们在女性性健康中的关键角色。

（3）女性健康需要关注：词共现关系表明，评论区关注女性在性关系中的角色、避孕措施对女性身体和心理的影响，以及女性在意外怀孕和堕胎中的选择和困境，这反映了青少年生殖健康主要的关注对象可能应该是女性。

5.2.2.6　用户个性化需求分析

使用大语言模型对所有的评论和弹幕进行了过滤，再结合人工进行二次筛选，共筛选出 3 779 条弹幕和评论，用于探索青少年的个性化需求。

本研究将 3 779 条用户需求分成如表 5-4 所示的 12 个类别，查看每个类别中用户需求的数量，从而找出用户需求的重点。

表 5-4　青少年个性化需求分类

类别	名称	简称	数量/条	百分比/%
1	个人需要承担的医疗费用	医疗费用	16	0.42
2	个人隐私与保密	隐私保密	113	2.99
3	医护人员态度	医护态度	1	0.03
4	就医候诊等待时间	候诊时间	1	0.03
5	从家到医疗机构的时间	路程时间	0	0.00
6	医疗卫生机构的等级	机构等级	1	0.03
7	生殖健康服务或政策内容的介绍和宣传	健康宣传	2 178	57.63
8	医疗服务的安全可靠性	安全可靠	94	2.49
9	医疗服务的效果	服务效果	62	1.64
10	医疗服务前的咨询	前期咨询	560	14.82
11	医疗服务后的随访	后期随访	5	0.13
12	对女性生育力的影响	生育影响	870	23.02

（1）青少年整体需求情况

从表格的数据可以看出，青少年对生殖健康的个性化需求主要集中在以下几个方面：

①生殖健康服务或政策内容的介绍和宣传是青少年最为关注的需求类别，占总需求的57.63%。有2178条评论反映了这一需求，表明青少年对于获取生殖健康相关信息和政策的需求非常强烈。他们希望通过更多的宣传和教育活动，了解生殖健康知识，预防相关疾病，并提高自我保护意识。

②青少年对生殖健康对女性生育力的影响非常关注，该需求占总需求的23.02%。有870条评论反映了这一需求，显示青少年希望了解更多关于生殖健康对未来生育能力的影响，以便做出更明智的健康决策。

③医疗服务前的咨询需求也占据了一定比例，有560条评论反映了这一需求，占总需求的14.82%。这显示出青少年在接受医疗服务之前，希望能够得到更多的咨询和指导，了解相关的医疗程序、风险和注意事项。这种需求的提出表明青少年希望在就医过程中拥有更多的主动权和知情权。

（2）青少年群体的个性化需求与关注点

具体到用户性别画像方面，在项目收集的3779条评论中，能够提取用户性别的评论总数为1118条。其中，男性用户685人（占比61.3%），女性用户433人（占比38.7%）。

研究发现，青少年对生殖健康服务或政策内容的介绍和宣传需求强烈，在按性别分的各类需求分析中，该需求占比均位于首位，其中，男性（72.4%）的需求占比远高于女性（54.7%）。男女双方均在接受医疗服务前希望得到更多的咨询和指导（男性占比14.3%，女性占比12.4%）。在青少年关注的生殖健康需求类别中，女性关注对其生育力的影响（28%）远高于男性（8.8%）。见图5-9、图5-10。

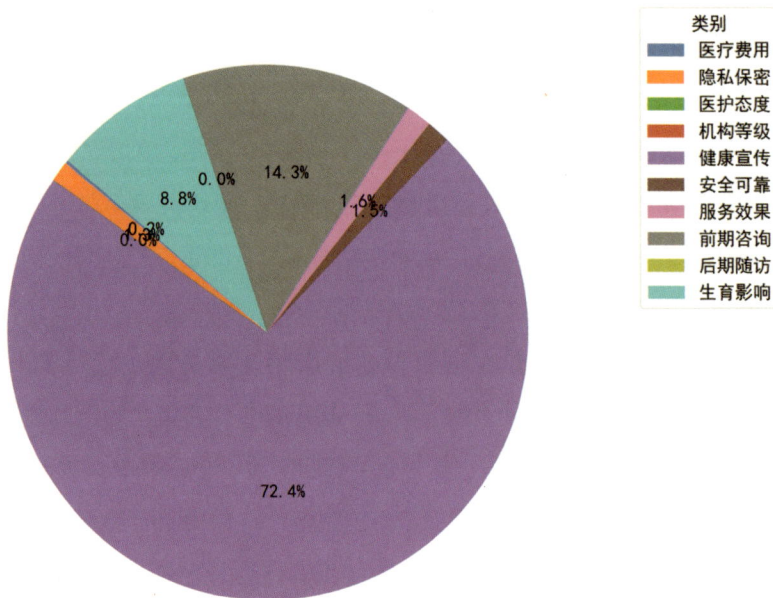

图 5-9 男性关注的生殖健康需求类别

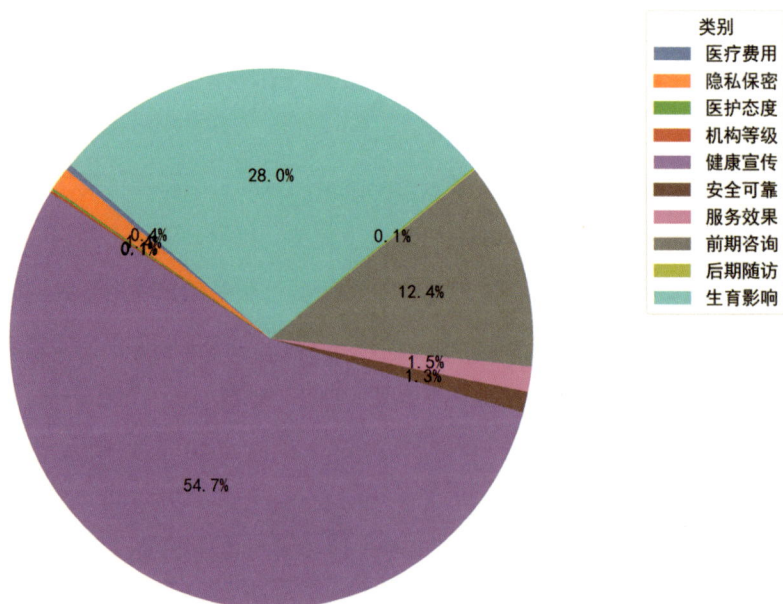

图 5-10 女性关注的生殖健康需求类别

完善青少年生殖健康
服务政策的研究

男性和女性青少年都高度关注生殖健康服务或政策内容的介绍和宣传，这显示出青少年普遍希望通过更多的宣传和教育活动获取生殖健康知识。对于就医前的咨询和指导的普遍需求，也显示出他们对了解医疗程序和风险的重视。

此外，女性青少年对生育力问题的关注显著高于男性，这反映了她们高度重视生殖健康对自身未来生育能力的影响。相比而言，男性青少年对女性生育力的关注较少，仅有 8.8% 的评论显示他们对这一问题的关心，这反映了男女两性青少年在两性关系中对女性健康的关注和责任感的差异。

除了主要关注点外，还提及个人隐私与保密、医疗服务的安全可靠性和效果等，这反映出青少年在生殖健康方面的多样化需求。

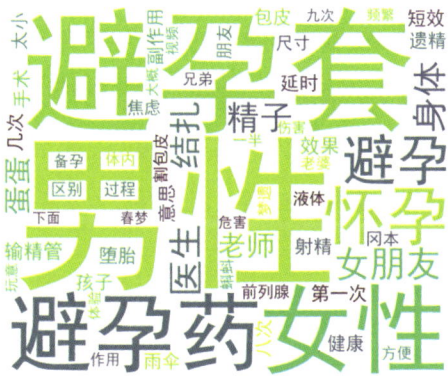

图 5-11　弹幕与评论中的男性用户关键词

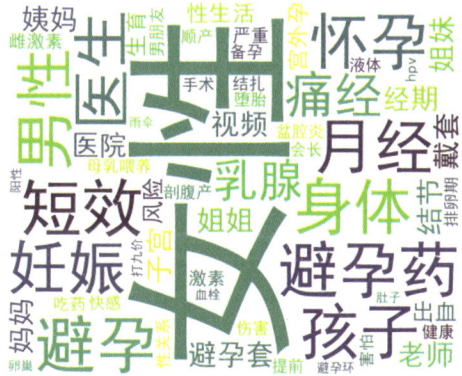

图 5-12　弹幕与评论中的女性用户关键词

图5-11、图5-12词云图展示了不同性别的青少年所关注的重点内容。女性用户中，频率较高的关键词是"女性"和"月经"等女性自身话题，"避孕药""避孕""短效"等避孕相关内容，以及"妊娠""怀孕""孩子"等生育话题，这表明她们对自身生理、避孕手段及生育相关内容的关注较高；而男性用户中，频率较高的关键词是"男性""避孕套""避孕药""女性"，这显示出男性用户在关注生殖健康时，更倾向于讨论与男性和女性自身及避孕相关的话题。此外，男女青年均高频率提及"避孕药"，这表明避孕是青少年普遍关注的主题，这一现象也为进一步的生殖健康促进及相关研究提供了思路。

5.2.3 结论与建议

5.2.3.1 提升青少年生殖健康宣教内容质量

目前，宣教内容的创作者背景各异且质量参差不齐，因此需要重视专业背景审核与认证机制、定期内容评估与专家审核、提升内容推荐与展示机制等方面。

为确保生殖健康教育内容的科学性和权威性，建议平台建立严格的专业背景审核机制，要求内容创作者具备相关领域的专业知识，并通过认证徽章或标签来标识优质内容。这些经过审核的内容在推荐算法中应获得优先展示的机会，使用户更容易接触到权威信息。积极吸引医学背景的创作者参与内容制作，增强内容的科学性和可信度，同时鼓励非医学背景的创作者与医学专业人士合作，结合专业知识与创意表达，制作出既专业又通俗易懂的内容，从而提升内容的普及性。

为保持内容的时效性和科学性，平台应定期邀请医学专家对现有的生殖健康内容进行评估和审核。通过制定具体的科学性评估标准，涵盖内容的科学性、时效性、准确性和可信度，确保平台上的信息始终符合最新的科学研究和实践指南。平台还应设立由生殖健康领域专家组成的审核委员会，定期审查内容，对于存在问题的内容及时修正或下架处理，以维护平台内容的质量和权威性。

为更好地推广优质内容，平台应优化推荐算法，对经过认证的内容进行加权展示。通过优先推荐高质量内容，提升科学权威的生殖健康信息的曝光率，使青少年更容易获取到有用的教育资源。通过设置"权威"或"科学"等标签，使用户能够一目了然地识别优质内容，进一步增加其点击和观看的概率，从而提高宣传教育资源的有效传播。

5.2.3.2 增强青少年生殖健康内容覆盖面与多样性

现阶段生殖健康宣教内容在避孕和生殖健康科普领域相对集中，而在流产、避孕器械、生育力影响等其他重要领域上覆盖不足。建议平台对各主题内容的覆盖面进行评估，特别是在这些重要但内容相对匮乏的领域。通过提供内容创作补贴和举办主题竞赛，以鼓励创作者拓展多样化的内容创作，定期审查各主题的内容丰富度，并根据用户需求和反馈不断优化内容推荐策略。

特别是针对非避孕类健康科普内容，尽管避孕类视频的增长显著，但流产、自我检测、性教育和性传播疾病预防等其他领域的内容仍存在不足。健康教育者和创作者应积极拓展这些领域的内容覆盖面，确保青少年能够获取全面且科学的生殖健康知识。平台可以通过优化内容推荐算法，优先推送多样化的健康科普视频，提升不同类型内容的曝光率，促进内容的广泛传播。

此外，对于高互动率的话题，如"人工流产""避孕药"等，创作者应深入探讨这些敏感且社会关注度高的主题，提供更专业、更详尽的内容。这些内容不仅应当满足用户的情感和信息需求，还应具备引发深度讨论的潜力。为进一步增强这些高互动话题的影响力，平台可以设立专题频道或系列，集中展示相关视频，形成具有深远影响的教育资源。

5.2.3.3 满足青少年的个性化需求

在生殖健康服务和政策内容的宣传方面，青少年对这些信息的需求非常强烈。为满足这一需求，平台和健康教育机构应通过多渠道、多形式的内容推广，如在线直播讲座、问答环节，以及在视频中嵌入相关政策的科普内容，确保青少年能够轻松获取全面、准确的生殖健康信息，这有助于提升青少年对生殖健康服务和政策的理解与利用。

此外，女性青少年对生育力问题的关注显著高于男性，这表明她们对未来生育能力的影响尤为关心。因此，健康教育者和内容创作者应针对女性生育力问题提供更多科学、专业的内容，包括常见问题解答、风险管理和预防措施等，以帮助女性青少年做出明智的健康决策。

5.2.3.4 未来青少年的生殖健康需求研究建议

本研究通过对B平台上青少年生殖健康相关的评论和弹幕进行数据挖掘与分析，揭示了青少年在生殖健康服务方面的需求和关注点。未来的研究可以在以下几个方面进一步深化，以更全面地理解和满足青少年的生殖健康需求。

（1）未来研究可以扩大数据来源，获取更多不同层次和类型的平台的数据，以覆盖更广泛的青少年群体。结合来自其他社交媒体平台或者匿名问卷的数据，可以更好地捕捉青少年在不同场景中的生殖健康需求，减少数据偏差，进一步提高研究结果的代表性和准确性。

（2）深化提升大语言模型的应用，以更好地处理复杂语义和细微情感的表达。可以结合更先进的大语言模型，甚至定制专门针对生殖健康领域某个特定方向的语言模型，以更精确地识别和分析青少年的需求。大语言模型在处理青少年评论、弹幕等非结构化数据时，可以有效地理解和归纳用户的真实需求，发现潜在问题，从而为政策改进提供数据支持。而通过引入机器学习中的多模态技术，更可以结合文本、图像、视频等多种形式的数据，全面了解青少年的健康需求。

（3）针对生殖健康宣教内容质量的提升，未来可以通过大语言模型对现有内容进行自动化评估，以确保宣教内容的科学性和权威性。平台也可积极吸引医学背景的创作者参与内容制作，增强内容的可信度，并通过优化推荐算法，使高质量的内容优先展示，确保青少年获取到权威信息。定期对宣教内容进行评估和更新，以保持内容的时效性和准确性。

（4）为进一步增强生殖健康内容的覆盖面与多样性，需要关注目前覆盖不足的领域，如流产、避孕器械及生育力影响等。创作者需要进一步挖掘用户对这些内容的需求热点，从而有针对性地拓展内容创作，确保青少年获取到全面的生殖健康知识。平台可以通过内容创作补贴和主题竞赛，激励创作者拓展这些内容。

（5）针对生殖健康话题的敏感性，下一步研究可以结合大语言模型，探索更加私密和安全的数据收集方式，以更好地获取青少年的真实需求。例如，通过设计匿名的在线调查，结合大语言模型对自然语言的深度理解，可以鼓励青少年更自由地表达他们的生殖健康需求，从而为研究提供更加全面和真实的数据支持。

通过以上改进，尤其是通过大语言模型在数据处理、内容生成和需求分析等方面的广泛应用，未来的研究有望更加深入、全面、精准地揭示青少年的生殖健康需求，推动相关服务和政策的进一步优化，最终提升青少年的生殖健康福祉。

5.2.4 研究的局限性

本研究通过对 B 平台上青少年生殖健康相关的评论和弹幕进行数据挖掘与分析，揭示了青少年在生殖健康服务方面的需求和关注点。然而，研究过程中仍存在一些局限性，需要在后续研究中加以改进。

首先，本研究采用了大语言模型和人工筛选相结合的方法，筛选出了 3779 条与青少年需求相关的评论和弹幕，但总量仅占爬取数据的极小部分。这一方面是由于平台上的讨论多集中于娱乐性互动，另一方面则可能反映出青少年在公开平台上讨论生殖健康需求的动力较弱。因此，研究中所获得的需求数据可能并未能充分反映青少年的真实需求，存在数据不足和偏差的可能。

其次，本研究的文本分析方法依赖于现有的自然语言处理技术，尽管这些技术能够有效识别和分析文本中的关键词和情感，但在处理复杂语义和细微情感时仍存在一定局限性。此外，由于网络社交的局限性，本研究未能深入分析用户背景、文化差异及社会环境对生殖健康需求的影响，这可能导致在解读用户需求时出现片面性。

最后，生殖健康话题的敏感性导致用户在公开评论和弹幕中对个人需求的表达较为谨慎，这使得本研究仅展示了绝大部分青少年的个性化需求，少数青少年可能更倾向于在更为私密的场合或通过匿名渠道获取相关信息，因此公开平台上的数据可能低估了青少年对生殖健康服务的实际需求。

尽管本研究在探索青少年生殖健康服务需求方面取得了一定成果，但上述局限性提示我们在后续研究中应获取更多平台的数据，结合多种研究方法，并加强对青少年隐私和背景因素的考虑，以更全面地理解和满足青少年的生殖健康需求。

附表：

附表 5-1　关键词字段表

编号	第一大类	第二大类	字段名称
1	避孕相关	安全套	安全套
2	避孕相关	安全套	带套
3	避孕相关	安全套	戴套
4	避孕相关	安全套	戴 T
5	避孕相关	安全套	套套
6	避孕相关	女用安全套	女用安全套
7	避孕相关	节育器	上环
8	避孕相关	节育器	节育器
9	避孕相关	体外排精	体外排精

编号	第一大类	第二大类	字段名称
10	避孕相关	体外排精	体外射精
11	避孕相关	避孕其他	安全措施
12	避孕相关	避孕其他	避孕
13	避孕相关	避孕其他	避孕科普
14	避孕相关	避孕其他	内射
15	避孕相关	避孕药	避孕药、避孕药品
16	避孕相关	绝育手术	男性绝育
17	避孕相关	绝育手术	女性绝育术
18	避孕相关	绝育手术	输卵管结扎
19	避孕相关	安全期避孕	安全期
20	避孕相关	新型避孕方式	新型避孕方式
21	避孕相关	避孕失败	意外怀孕
22	流产相关	人工流产	打胎
23	流产相关	人工流产	刮宫
24	流产相关	人工流产	引产
25	流产相关	人工流产	人工流产
26	流产相关	人工流产	人流
27	流产相关	人工流产	药物流产、药流
28	流产相关	自然流产	自然流产
29	流产相关	流产其他	—
30	生殖健康科普相关	—	—
31	无关	—	—

附表 5-2　视频信息字段表

字段名称	字段类型	是否为空	是否为主键	默认值	其他	字段描述
id	int	NO	PRI	NULL	auto_increment	主键，自动递增
Search_item	varchar(255)	YES		NULL		用于查找此视频的关键词
URL	varchar(500)	YES		NULL		视频的 URL
Video_ID	varchar(100)	YES	UNI	NULL		唯一键，视频的唯一标识符
UP_name	varchar(255)	YES		NULL		博主的名称
UP_Followers	bigint	YES		NULL		博主的关注人数
Title	varchar(255)	YES		NULL		视频的标题
Views	bigint	YES		NULL		视频的观看次数
Bullets_count	int	YES		NULL		视频上的弹幕数
Likes	bigint	YES		NULL		视频获得的点赞数
Collections	int	YES		NULL		视频被添加到收藏中的次数
Coins	int	YES		NULL		视频收到的投币数
Shares	int	YES		NULL		视频被分享的次数
Post_time	datetime	YES		NULL		视频发布的日期和时间
Comments	int	YES		NULL		对视频的评论数

字段名称	字段类型	是否为空	是否为主键	默认值	其他	字段描述
字段	类型	是否为空	主键	默认值	额外信息	字段详情
id	int	NO	PRI	NULL	auto_increment	主键，自动增加
URL	varchar(500)	YES		NULL		弹幕对应视频的链接
Video_ID	varchar(100)	YES		NULL		评论或回复所对应视频的 ID
Title	varchar(255)	YES		NULL		视频的标题
Bullets_Count	int	YES		NULL		当前视频的弹幕计数
Bullet_Videotime	varchar(10)	YES		NULL		此条弹幕对应的视频中具体时间点
Bullet_Content	text	YES		NULL		此条弹幕的具体内容
Bullet_Posttime	varchar(50)	YES		NULL		此条弹幕发送时的标准时间
Bullet_Length	int	YES		NULL		此条弹幕的字符计数

字段名称	字段类型	是否为空	是否为主键	默认值	其他	字段描述
id	int	NO	PRI	NULL	auto_increment	主键，自动递增
Video_ID	varchar(255)	YES		NULL		评论或回复所对应视频的 ID
Titlo	varchar(255)	YES		NULL		视频的标题
Comment_ID	varchar(255)	YES		NULL		评论的 ID
Commentator_Name	varchar(255)	YES		NULL		发表评论的用户名
Commentator_Level	varchar(50)	YES		NULL		平台上发表评论的用户的级别
Comment_Content	text	YES		NULL		评论的文本内容
Comment_Time	datetime	YES		NULL		评论的时间戳
Comment_Likes	int	YES		NULL		评论的点赞计数
Sub_C_Reply_ID	varchar(255)	YES		NULL		回复的 ID
Sub_C_Replier_Name	varchar(255)	YES		NULL		回复的用户名
Sub_C_Replier_Level	varchar(50)	YES		NULL		平台上回复的用户的级别
Sub_C_Reply_Content	text	YES		NULL		回复的文本内容
Sub_C_Reply_Time	datetime	YES		NULL		回复的时间戳
Sub_C_Reply_Likes	int	YES		NULL		回复的点赞计数

5.3 青少年对生殖健康服务的认知度和满意度研究

随着社会的发展和性教育的普及，青少年对生殖健康服务的需求日益增加。然而，由于传统观念、知识水平、社会环境等因素的影响，青少年在获取和使用这些服务时可能会遇到障碍。因此，研究青少年对生殖健康服务的认知度和满意度，对于改善服务提供、增强青少年的健康意识、促进其健康成长具有重要意义。

本研究旨在深入了解青少年对生殖健康服务的认知程度、接受态度以及使用体验。通过调查分析，识别影响青少年认知度和满意度的关键因素，为制定针对性的教育策略和优化服务提供科学依据。研究结果将有助于提升青少年的生殖健康水平，为构建和谐社会和促进人口健康发展做出贡献。

5.3.1 研究方法

通过调查问卷了解青少年对生殖健康服务政策的认知和满意度指标情况，分析相关影响因素，比较不同特征青少年群体对现行生殖健康服务政策的了解程度与认知度差异。（具体方法同可负担性研究部分）

5.3.1.1 认知情况调查

生殖健康服务认知调查主要从知晓度、态度、行为（knowledge-attitude-practice, KAP）三个方面衡量。其中，知晓度、态度和行为调查均使用自制量表，并采用 Likert 五级评分法，分数越低表示对生殖健康服务认知度越高。具体的调查条目以及变量赋值如表 5-5 所示。

5.3.1.2 满意度调查

工作满意度主要调查医务人员对工作机构提供的资源、领导与同事、培训与教育机会、服务提供流程以及患者反馈的满意程度，共包含 5 个条目。量表采用 Likert 五级计分法，同意程度分为非常满意、比较满意、一般、不太满意、非常不满意五个等级，依其情况分别给予 1~5 分的计分方式。分数越低者，代表其工作满意度越大。具体的调查条目以及变量赋值如表 5-6 所示。

表 5-5　生殖健康认知调查条目及赋值情况

认知	量表条目	变量赋值
知晓度	您是否知晓生殖健康相关知识 您对以下生殖健康内容的了解程度： 计划生育 妇幼保健 性传播疾病的控制 婴幼儿保健	非常清楚~不清楚：1~5 非常清楚~不清楚：1~5 非常清楚~不清楚：1~5 非常清楚~不清楚：1~5 非常清楚~不清楚：1~5
态度	您对生殖健康服务重要性的综合评价 您认为生殖健康服务在满足您的需求方面做得如何	非常重要~不重要：1~5 非常满意~非常不满意 1~5
行为	您在工作中提供以下生殖健康服务的频率： 计划生育 妇幼保健 性传播疾病的控制 婴幼儿保健 您是否会主动向患者提供生殖健康服务信息	经常~从不：1~5 经常~从不：1~5 经常~从不：1~5 经常~从不：1~5 总是~很少：1~5

表 5-6　工作满意度调查条目及赋值情况

变量名	变量赋值
您对所在医疗机构提供的生殖健康服务的满意度	非常满意~非常不满意：1~5
您对以下方面的满意度： 工作医疗机构提供的资源 培训和继续教育机会 同事和上级的支持 服务提供的流产和系统 患者的反馈和接受度	非常满意~非常不满意：1~5 非常满意~非常不满意：1~5 非常满意~非常不满意：1~5 非常满意~非常不满意：1~5 非常满意~非常不满意：1~5

5.3.2 结果与分析

5.3.2.1 需方生殖健康服务认知情况

（1）总体认知情况

如表 5-7 所示，青少年对生殖健康服务相关政策知晓率为 83.67%，对生殖健康相关知识的知晓率为 92.52%。青少年对生殖健康服务的总体知晓度得分中位数为 3.67（3.00，4.33）。知晓度结果判读："非常清楚""比较清楚""一般"均判断为知晓，"不太清楚""不清楚"均判断为不知晓。"知晓率"为知晓的人数占总人数的百分比。对"完全不清楚～非常清楚"进行赋值，其中，完全不清楚 =1 分，不太清楚 =2 分，一般 =3 分，比较清楚 =4 分，非常清楚 =5 分。

表 5-7　青少年对生殖健康服务的知晓情况（$n = 294$）

知晓率	生殖健康服务相关政策 / 条 (%)	累计百分比 /%	生殖健康相关知识 / 条 (%)	累计百分比 /%
非常清楚	70（23.81）	23.81	86（29.25）	29.25
比较清楚	80（27.21）	51.02	103（35.03）	64.28
一般	96（32.65）	83.67	83（28.23）	92.52
不太清楚	39（13.27）	96.94	19（6.46）	98.98
完全不清楚	9（3.06）	100.00	3（1.02）	100.00
总体知晓度 M（$Q1,Q3$）: 3.67（3.00，4.33）				

（2）需方对生殖健康服务知晓度的单因素分析

不同特征青少年生殖健康服务知晓度得分及其差异分析结果如表 5-8 所示。调查对象总体知晓度得分中位数为 3.67（3.00，4.33），知晓度得分在不同当前居住地、不同专业类别、不同就业状况、不同婚姻状况、不同生育状况、不同个人月收入各组，以及不同医疗保险类型之间均有显著性差异（$P<0.05$）。

表 5-8 青少年生殖健康服务知晓度的单因素分析（n = 294）

变量	$M(Q_1, Q_3)$	P
目前居住地		0.044*
苏南	3.50（3.00，4.00）	
苏中	3.59（3.00，4.25）	
苏北	3.83（3.00，4.92）	
户籍所在地		0.196
城镇	3.67（3.00，4.50）	
农村	3.59（3.00，4.00）	
受教育程度		0.394
高中及以下	3.67（3.00，4.33）	
大专/本科及以上	3.67（3.00，4.33）	
专业类别		0.005*
医学相关专业	3.83（3.17，4.50）	
非医学类专业	3.33（3.00，4.00）	
就业状况		0.000*
在校学生	3.33（3.00，3.83）	
在业	4.00（3.17,4.83）	
无业	3.17（3.00，4.67）	
其他	3.50（3.00，4.00）	
婚姻状况		0.000*
单身	3.33（3.00，4.00）	
已婚	4.17（3.67,4.83）	

变量	$M(Q_1, Q_3)$	P
生育状况		0.000*
未生育	3.50（3.00，4.00）	
生育（包括已生育、怀孕中）	4.00（3.17,4.83）	
2023 年，个人月收入（元）		0.000*
低收入（≤ 2000 元）	3.33（3.00，4.00）	
中等收入（2001~3000 元）	3.50（3.00，4.00）	
中高收入（3001~4000 元）	3.83（3.00，4.17）	
高收入（> 4000 元）	4.17（3.33，4.83）	
2023 年，家庭月收入（元）		0.551
中低收入（≤ 10000 元）	3.67（3.00，4.33）	
中高收入（>10000 元）	3.75（3.17，4.50）	
医疗保险类型		0.000*
城镇职工医保	4.00（3.17,4.83）	
城乡居民医保	3.33（3.00，4.00）	
公费医疗、商业健康保险	3.67（3.50,4.33）	
无	3.50（3.00，4.33）	
生育保险（仅面向城镇职工医保）		0.511
有	4.00（3.25,4.83）	
无	3.83（3.00，4.67）	

注释：* 表示 P 值显著。

（3）需方对生殖健康服务知晓度的多因素分析

以知晓度得分为因变量，将单因素分析结果中具有显著性差异的变量纳入多因素线性回归模型中，分析结果如表 5-9 所示。

表 5-9　需方生殖健康服务知晓度的多因素分析 ($n = 294$)

变量	β	P
目前居住地		
苏南（参考）		
苏中	0.080	0.576
苏北	0.298	0.005*
专业类别		
医学相关专业（参考）		
非医学类专业	−0.279	0.004*
就业状况		
在校学生（参考）		
在业	0.481	0.000*
无业	0.187	0.254
婚姻状况		
单身（参考）		
已婚	0.584	0.000*
生育状况		
未生育（参考）		
生育	0.412	0.000*
2023 年，个人月收入（元）		
低收入（≤2 000 元）（参考）		
中等收入（2 001~3 000 元）	0.121	0.356
中高收入（3 001~4 000 元）	0.260	0.047
高收入（>4 000 元）	0.568	0.000*

变量	β	P
医疗保险类型		
城镇职工医保（参考）		
城乡居民医保	−0.468	0.000*
公费医疗、商业健康保险	−0.082	0.795
无	−0.249	0.113

注释：* 表示 P 值显著。

就目前居住地来看，与苏南组相比，苏北组的生殖健康服务知晓度更高（$P = 0.005$）；在专业类别方面，与临床类专业组相比，非临床专业组的知晓度更低（$P = 0.004$）；相对于在校学生组，在业组的知晓度更高（$P < 0.001$）；相对于单身组，已婚组的知晓度更高（$P < 0.001$）；与未生育组相比，生育组的知晓度更高（$P < 0.001$）；相对于低收入人群，高收入人群的知晓度更高（$P < 0.001$）；在医保类型方面，相比于城镇职工医疗保险人群，城乡居民医疗保险的人群对生殖健康服务的知晓度更低（$P < 0.001$）。

5.3.2.2　需方生殖健康服务满意度情况

（1）总体满意度情况及影响因素分析

通过调研需方对现行生殖健康服务的满意度（赋值 1~5 分：非常不满意～非常满意），统计发现满意度得分中位数为 4.00（3.00，5.00）。

（2）需方对生殖健康服务满意度的单因素分析

满意度的影响因素分析结果显示，需方生殖健康服务满意度得分在不同的居住地组、受教育程度组、就业状况组、婚姻状况组以及生育状况组之间有显著性差异（$P < 0.05$）（表 5-10）。

表 5-10　青少年生殖健康服务满意度的单因素分析（$n = 246$）

变量	$M（Q_1, Q_3）$	P
目前居住地		0.023*
苏南	4.00（3.00, 4.00）	
苏中	4.00（3.00, 5.00）	
苏北	4.00（3.00, 5.00）	
户籍所在地		0.160
城镇	4.00（3.00, 5.00）	
农村	4.00（3.00, 5.00）	
受教育程度		0.027*
初中及以下	4.00（3.00, 5.00）	
高中/职高/中专	4.00（4.00, 5.00）	
大专/本科	4.00（3.00, 5.00）	
硕士及以上	3.50（3.00, 4.00）	
专业类别		0.681
医学相关专业	4.00（3.00, 5.00）	
非医学类专业	4.00（3.00, 5.00）	
就业状况		0.008*
在校学生	4.00（3.00, 4.00）	
在业	4.00（3.00, 5.00）	
无业	4.00（3.00, 5.00）	
其他	4.00（3.00, 4.00）	
婚姻状况		0.004*
单身	4.00（3.00, 5.00）	
已婚	4.00（4.00, 5.00）	

变量	$M(Q_1,Q_3)$	P
生育状况		0.036*
未生育	4.00（3.00，5.00）	
生育	4.00（3.00，5.00）	
2023 年，个人月收入（元）		0.126
中低收入（≤ 3000 元）	4.00（3.00，5.00）	
中高收入（>3000 元）	4.00（3.00，5.00）	
2023 年，家庭月收入（元）		0.873
中低收入（≤ 10000 元）	4.00（3.00，5.00）	
中高收入（> 10000 元）	4.00（3.00，5.00）	
医疗保险类型		0.207
城镇职工医保	4.00（3.00，5.00）	
城乡居民医保 + 其他医保	4.00（3.00，5.00）	
无	4.00（3.00，5.00）	
生育保险（仅面向城镇职工医保）		0.635
有	4.00（4.00，5.00）	
无	4.00（3.00，5.00）	

注释: * 表示 P 值显著。

（3）需方对生殖健康服务满意度的多因素分析

对其中差异具有显著性的变量进行多元线性回归统计分析显示，相较于苏南组人群，苏北组（$P = 0.004$）的满意度得分更高；相对于在校学生，在业人群和无业人群对生殖健康服务的满意度得分更高，差异均具有统计学意义（$P<0.05$）；最后，生育组的服务满意度显著高于未生育组（$P = 0.032$）（表5-11）。

表 5-11　青少年生殖健康服务满意度的多因素分析（$n = 246$）

变量	β	P
目前居住地		
苏南（参考）		
苏中	0.174	0.258
苏北	0.327	0.004*
受教育程度		
初中及以下（参考）		
高中/职高/中专	0.352	0.099
大专/本科	0.003	0.989
硕士及以上	0.409	0.228
就业状况		
在校学生（参考）		
在业	0.394	0.001*
无业	0.353	0.047*
其他	0.228	0.283
婚姻状况		
单身（参考）		
已婚	0.327	0.03*
生育状况		
未生育（参考）		
生育	0.251	0.032*

注释：* 表示 P 值显著。

5.3.2.3 供方服务知晓度及其影响因素分析

（1）总体知晓度

供方对生殖健康服务的总体认知结果如表 5-12 所示。在纳入的 475 名调查对象中，调查对象对生殖健康服务的总体知晓度得分中位数为 4.17（3.83，4.67）。

表 5-12　医务人员对生殖健康服务的知晓情况（$n = 475$）

知晓率	生殖健康服务相关政策/条（%）	累计百分比/%	生殖健康相关知识/条（%）	累计百分比/%
非常清楚	118（24.84）	24.84	195(41.05)	41.05
比较清楚	194（40.84）	65.68	225(47.37)	88.42
一般	136（28.63）	94.32	53(11.16)	99.58
不太清楚	23（4.84）	99.16	1(0.21)	99.79
不清楚	4（0.84）	100.00	1(0.21)	100.00

总体知晓度 M（$Q1, Q3$）：4.17（3.83,4.67）

（2）供方对生殖健康服务知晓度的单因素分析

不同人口学特征变量对医务人员知晓度无显著影响（见表 5-13）。

表 5-13　医务人员生殖健康服务知晓度的单因素分析（$n = 475$）

变量	M（Q_1, Q_3）	P
工作所在地		0.811
苏南	4.33（3.83，4.67）	
苏中	4.33（3.83，4.83）	
苏北	4.17（3.83，4.83）	
年龄（岁）		0.329
18-35	4.33（4.00，4.83）	
36-50	4.17（3.83，4.67）	

变量	$M(Q_1, Q_3)$	P
> 50	4.33（3.83，4.83）	
医疗机构级别		0.484
三级医院	4.17（4.00，4.83）	
二级医院	4.17（3.83，4.83）	
一级医院	4.33（3.83，4.67）	
身份		0.976
医生	4.17（3.83，4.67）	
护士	4.17（3.83，4.67）	
科室		0.743
相关科室	4.17（3.83，4.67）	
非相关科室	4.25（3.67，4.83）	
职称		0.107
初级职称	4.50（3.83，4.83）	
中级职称	4.33（3.83，4.83）	
高级职称	4.17（3.83，4.67）	
从业年数 / 年		0.797
≤ 10	4.33（4.00，4.83）	
11~20	4.33（3.83，4.67）	
21~30	4.17（3.83，4.83）	
> 30	4.17（3.83，4.67）	
个人月收入 / 元		0.211
≤ 5000	4.33（3.83，4.83）	
5001~10000	4.17（3.83，4.67）	

变量	$M(Q_1, Q_3)$	P
>10000	4.17（3.83，4.67）	
是否接触过人工流产服务		9.586
是	4.17（3.83，4.67）	
否	4.17（3.67，4.83）	
和患者沟通人流方案的方式 （仅面向医生）		0.913
共同参与式	4.17（3.83，4.67）	
其他（医生主导、患者自主等）	4.17（3.83，4.83）	

（3）供方服务满意度及影响因素分析

医务人员的总体工作满意度得分中位数为 4.00（3.00，4.00），单因素分析结果显示，服务满意度得分在医务人员人口统计学上无显著差异，见表 5-14。

表 5-14　医务人员生殖健康服务满意度的单因素分析（$n = 457$）

变量	例数 / 例	$M(Q_1, Q_3)$	P
工作所在地			0.587
苏南	232	4.00（3.00，5.00）	
苏中	112	4.00（3.00，4.00）	
苏北	113	4.00（4.00，4.00）	
年龄 / 岁			0.722
18~35	111	4.00（3.00，4.00）	
36~50	255	4.00（3.00，4.00）	
> 50	91	4.00（4.00，4.00）	

变量	例数/例	$M(Q_1, Q_3)$	P
医疗机构级别			0.345
三级医院	86	4.00（4.00，4.00）	
二级医院	229	4.00（3.00，4.00）	
一级医院	142	4.00（4.00，4.00）	
身份			0.509
医生	343	4.00（4.00，4.00）	
护士	114	4.00（3.00，4.00）	
科室			0.530
相关科室	418	4.00（3.00，4.00）	
非相关科室	39	4.00（3.00，5.00）	
职称			0.410
初级职称	92	4.00（4.00，5.00）	
中级职称	158	4.00（3.00，5.00）	
高级职称	207	4.00（4.00，4.00）	
从业年数/年			0.691
≤ 10	77	4.00（3.00，4.00）	
11~20	157	4.00（4.00，4.00）	
>21	223	4.00（4.00，4.00）	
个人月收入/元			0.559
≤ 5 000	72	4.00（4.00，5.00）	
5 001-10 000	284	4.00（3.00，4.00）	
>10 000	101	4.00（3.00，4.00）	

变量	例数／例	$M(Q_1, Q_3)$	P
是否接触过人工流产服务			0.936
是	410	4.00（4.00，4.00）	
否	47	4.00（3.00，5.00）	
和患者沟通人流方案的方式 （仅面向医生）			0.146
共同参与式	269	4.00（3.00，4.00）	
其他	74	4.00（4.00，5.00）	

（4）供需双方服务需求迫切性比较分析

如表 5-15、表 5-16 所示，将各选项按重要性进行赋值计算后发现，供需双方均认为最需要改善的生殖健康服务属性依次是"隐私与保密""个人需要承担的医疗费用""医疗服务的安全可靠性"；接着，站在各自角度，青少年较为注重"医护人员的态度"，而医生注重"生殖健康服务或政策内容的介绍和宣传"；此外，"对女性生育力的影响"也是双方共同关注的服务属性。

表 5-15　青少年最希望改善的生殖健康服务或政策（赋值法）

	最重要（3分）	较重要（2分）	次重要（1分）	总分	排序
个人隐私与保密	88	91	29	475	1
个人需要承担的医疗费用	110	31	20	412	2
医疗服务的安全可靠性	30	45	49	229	3
医护人员态度	14	29	59	159	4
对女性生育力的影响	18	25	46	150	5
生殖健康服务或政策内容的 介绍和宣传	17	23	20	117	6
医疗卫生机构的等级	6	9	17	53	7

	最重要（3分）	较重要（2分）	次重要（1分）	总分	排序
医疗服务的效果	2	14	19	53	8
就医候诊等待时间	4	10	12	44	9
医疗服务后的随访	2	8	8	30	10
医疗服务前的咨询	2	5	10	26	11
从家到医疗机构的时间	1	4	5	16	12

表 5-16　医务人员最希望改善的生殖健康服务或政策（赋值法）

	最重要（3分）	较重要（2分）	次重要（1分）	总分	排序
个人隐私与保密	142	103	37	669	1
个人需要承担的医疗费用	114	32	36	442	2
医疗服务的安全可靠性	49	93	97	430	3
生殖健康服务或政策内容的介绍和宣传	65	77	52	401	4
对女性生育力的影响	43	67	87	350	5
医护人员态度	8	32	42	130	6
医疗服务后的随访	5	19	46	99	7
医疗服务的效果	0	14	35	63	8
医疗卫生机构的等级	4	16	12	56	9
就医候诊等待时间	8	10	11	55	10
医疗服务前的咨询	5	10	17	52	11
从家到医疗机构的时间	2	1	3	11	12

5.3.3 结论

研究发现，青少年对生殖健康服务的知晓度和满意度存在显著的人群差异。对于生殖健康服务的知晓度，婚姻状况和生育状况显著影响知晓度，已婚和有生育经历的人群知晓度明显更高，提示接受过生殖健康服务的经历与获取生殖健康知识可能存在相关性。此外，经济状况较好、拥有城镇职工医保、具有医学专业背景的青少年在获取生殖健康服务信息上具有优势。

不同居住地、就业状况、婚姻状况及生育状况的人群之间对生殖健康服务的满意度存在显著性差异。与在校学生相比，社会人员对服务满意度更高，已婚、已育人群对满意度的提升也有显著作用，提示医疗服务经历和体验可能对服务带来更积极的评价。

第六章　研究结论及建议

本研究全面梳理了当前我国青少年生殖健康服务政策，科学评估了政策实施效果，充分调研了青少年群体对生殖健康服务的迫切需求，深入剖析了现有政策体系的特点及存在问题，并提出完善青少年生殖健康服务政策的建议如下：

6.1　完善现有生殖健康服务政策

制定青少年生殖健康服务的专项政策或完善现有生殖健康服务政策。以满足青少年生殖健康需求为导向，加强在青少年生殖健康服务政策作用领域的政策工具运用。在政策制定过程中，要注意平衡各类工具的使用，以促进更全面有效的政策实施，提高面向青少年的生殖健康服务的可及性，积极保障青少年群体的生殖健康服务需求和权益。

6.2　建立青春期生殖健康知识宣传教育体系

创新推进广大青少年学生的青春期健康教育，采用多种形式开展科普宣传教育，丰富健康宣传教育内容，提高科普作品质量，不断满足青少年日益增长的健康需求。

6.3　完善青少年生殖健康服务体系

在为青少年提供生殖健康服务过程中，要进一步完善生殖健康服务体系建设，努力提升生殖健康服务质量，控制生殖健康服务成本，确保公益性医疗服务对青少年生殖健康的基本保障。

6.4　合理规划医疗服务机构的布局

在规划医疗服务机构建设时，要充分考虑优化城郊接合部的交通基础设施，确保每个社区（村）都能方便快捷地到达生殖健康医疗服务机构，提升青少年生殖健康服务的可达性。

完善青少年生殖健康
服务政策的研究

参考文献

[1] Zou S Y, Cao W Z, Jia Y W, et al. Sexual and reproductive health and attitudes towards sex of young adults in China[J]. BMJ Sexual & Reproductive Health, 2022, 48(e1): e13-e21.

[2] 宋逸. 关注青春期发育 加强青少年性与生殖健康教育 [J]. 中国妇幼卫生杂志, 2023, 14(6): 1-5.

[3] 张钰, 曾俐琴, 黄小凤, 等. 流产后关爱服务对未育青少年女性避孕措施选择及重复流产的影响 [J]. 中华生殖与避孕杂志, 2021(4): 352-357.

[4] 黄丽君, 张丽姿, 梁映渝, 等. 人工流产次数对剖宫产后再次妊娠母婴围产结局的影响 [J]. 现代妇产科进展, 2022, 31(1): 61-64.

[5] 吴瑶, 罗香林, 马国芳. 政策工具视角下我国县域医共体政策量化研究 [J]. 现代预防医学, 2024, 51(11): 2008-2012.

[6] 薛天琴, 唐玉清, 胡瑾雯, 等. 基于三维分析框架的药品集中采购政策文本量化研究: 以宁夏回族自治区为例 [J]. 中国卫生政策研究, 2023, 16(8): 65-73.

[7] 和红, 焦军, 余维维, 等. 政策工具视角下我国基本公共卫生服务均等化政策研究 [J]. 中国卫生政策研究, 2024, 17(4): 8-15.

[8] 丁煌, 杨代福. 政策工具选择的视角、研究途径与模型建构 [J]. 行政论坛, 2009, 15(3): 21-26.

[9] Rothwell R, Zegveld W. Reindustrialization and technology[M]. London: Longman Group Limited, 1985.

[10] 刘静, 朱青. 城市公共服务设施布局的均衡性探究: 以北京市城六区医疗设施为例 [J]. 城市发展研究, 2016, 23(5): 6-11.

[11] 李漱洋, 唐寄翁, 蔡志昶. 分级诊疗体系下南京市医疗资源空间布局研究 [C] // 面向高质量发展的空间治理: 2020 中国城市规划年会论文集 (05 城市规划新技术应用). 成都, 2021: 1383-1389.

[12] 刘璇 . 基于可达性的医疗服务均等性评价与优化布局：以武汉市中心城区为例 [D] . 武汉 : 武汉大学 , 2017.

[13] 阚吉 . 基于 GIS 的空间可达性评价方法研究 [D] . 南京 : 东南大学 , 2015.

[14] Tsou K W, Hung Y T, Chang Y L. An accessibility-based integrated measure of relative spatial equity in urban public facilities[J] . Cities, 2005, 22(6): 424-435.

[15] Hansen W G. How accessibility shapes land use[J] . Journal of the American Institute of Planners, 1959, 25(2): 73-76.

[16] Rosero-Bixby L. Spatial access to health care in Costa Rica and its equity: A GIS-based study[J] . Social Science & Medicine, 2004, 58(7): 1271-1284.

[17] Hare T S, Barcus H R. Geographical accessibility and Kentucky's heart-related hospital services[J] . Applied Geography, 2007, 27(3/4): 181-205.

[18] Talen E, Anselin L. Assessing spatial equity: An evaluation of measures of accessibility to public playgrounds[J] . Environment and Planning A: Economy and Space, 1998, 30(4): 595-613.

[19] Schuurman N, Bérubé M, Crooks V A. Measuring potential spatial access to primary health care physicians using a modified gravity model[J] . Canadian Geographies / Géographies Canadiennes, 2010, 54(1): 29-45.

[20] 宋正娜 , 陈雯 , 车前进 , 等 . 基于改进潜能模型的就医空间可达性度量和缺医地区判断 : 以江苏省如东县为例 [J] . 地理科学 , 2010, 30(2): 213-219.

[21] 郑朝洪 . 基于 GIS 的县级市医疗机构空间可达性分析 : 以福建省石狮市为例 [J] . 热带地理 , 2011, 31(6): 598-603.

[22] Radke J, Mu L. Spatial decompositions, modeling and mapping service regions to predict access to social programs[J] . Geographic Information Sciences, 2000, 6(2): 105-112.

[23] 王法辉. 基于 GIS 的数量方法与应用 [M]. 姜世国, 滕骏华, 译. 北京: 商务印书馆, 2009.

[24] Ngui A N, Apparicio P. Optimizing the two-step floating catchment area method for measuring spatial accessibility to medical clinics in Montreal[J]. BMC Health Services Research, 2011, 11: 166.

[25] McGrail M R. Spatial accessibility of primary health care utilising the two step floating catchment area method: An assessment of recent improvements[J]. International Journal of Health Geographics, 2012, 11: 50.

[26] Mao L, Nekorchuk D. Measuring spatial accessibility to healthcare for populations with multiple transportation modes[J]. Health & Place, 2013, 24: 115-122.

[27] 杨慧, 杨乃, 孔凡敏, 等. 基于改进型两步移动搜索法的县域义务教育资源空间可达性评价: 以湖北省监利县为例 [J]. 复旦学报 (自然科学版), 2021, 60(5): 618-625.

[28] 黄经南, 陈敏, 李玉岭, 等. 基于最优路径分析和两步移动搜索法的武汉市医疗卫生设施服务水平评价与优化 [J]. 现代城市研究, 2019, 34(8): 25-34.

[29] Vijayaraghavan M, Martin R M, Sangrujee N, et al. Measles supplemental immunization activities improve measles vaccine coverage and equity: Evidence from Kenya, 2002[J]. Health Policy, 2007, 83(1): 27-36.

[30] Ruiz Gómez F, Zapata Jaramillo T, Garavito Beltrán L. Colombian health care system: Results on equity for five health dimensions, 2003-2008[J]. Pan American Journal of Public Health, 2013, 33(2): 107-115.

[31] Matsumoto M, Inoue K, Farmer J, et al. Geographic distribution of primary care physicians in Japan and Britain[J]. Health & Place, 2010, 16(1): 164-166.

[32] 林向斌，李治亲，黄坚福，等 . 海南地区 1095 例非意愿妊娠人工流产女性流行病学调查分析 [J] . 海南医学，2020, 31(15): 2021-2024.

[33] 程晓冉，潘佳欣 . 中国人工流产现状及对策分析 [J] . 人口与健康，2019(11): 18-22.

[34] Luo H, Wu S C, Wang K, et al. Repeat induced abortion in 30 Chinese Provinces: A cross-sectional study[J] . International Journal of Gynecology & Obstetrics, 2021, 154(3): 532-539.

[35] Yan H, Li L, Bi Y, et al. Family and peer influences on sexual behavior among female college students in Wuhan, China[J] . Women & Health, 2010, 50(8): 767-782.

[36] 刘庆 . 优化生育政策背景下的生殖健康服务 [J] . 中国实用妇科与产科杂志，2021, 37(11): 1081-1083.

[37] Liu J L, Wu S C, Xu J L, et al. Is repeat abortion a public health problem among Chinese adolescents? a cross-sectional survey in 30 provinces[J] . International Journal of Environmental Research and Public Health, 2019, 16(5): 794.

[38] 李傅冬，黄丽丽，俞艳锦，等 . 决策树结合 Logistic 回归分析妊娠妇女选择人工流产方式的影响因素 [J] . 浙江预防医学，2015, 27(4): 328-333.

[39] 毕小霞 . 人工流产女性避孕现状及其影响因素分析 [J] . 中国计划生育和妇产科，2015, 7(12): 51-54, 65.

[40] 许洁霜，钱序 . 我国青少年生殖健康政策回顾和发展趋势分析 [J] . 中国卫生政策研究，2013, 6(2): 49-55.

[41] 张娇 . 供需视角下家庭医生签约服务偏好研究：基于离散选择实验 [D] . 济南：山东大学，2021.

[42] 许航 . 居民对社区卫生服务机构健康管理服务偏好及影响因素研究 [D] . 北京：北京协和医学院，2022.

[43] 张婷 . 安徽省肺癌及癌前病变患者诊疗现状与疾病经济负担相关研究 [D] . 合肥：安徽医科大学，2023.

完善青少年生殖健康
服务政策的研究

[44] 《"健康中国 2030"规划纲要》印发 [J] . 中国药店 , 2016 (11): 24.

[45] 吴小琼 . 云南省青年学生性与生殖健康公共服务实证研究 [D] . 昆明 : 云南大学 , 2018.

[46] 全国人民代表大会常务委员会 . 中华人民共和国未成年人保护法 [Z/OL] . (2020-10-18) [2024-02-23]. http://smzt.gd.gov.cn/mzzx/qgmz/content/post_4419859.html.

[47] 国务院 . 中国儿童发展纲要 (2021 - 2030)[Z/OL]. (2021-09-28) [2024-02-23] . https://mzt.guizhou.gov.cn/xwzx/mzyw/202109/t20210928_70647227.html.

[48] 何丹 , 文霞 , 张海燕 , 等 . 重庆市区县级妇幼保健机构青少年保健服务能力分析 [C] // 重庆市预防医学会 2023 年学术年会论文集 . 重庆 , 2023: 111-116.

[49] 杜莉 , 崔梦晴 , 朱丽萍 . 上海市外来务工青年性与生殖健康知识、态度和行为调查 [J] . 上海预防医学 , 2020, 32(7): 539-544.

[50] 骆颖 , 刘婷 , 孙亚茹 , 等 . 社会规范认知视角下青少年学生性行为与认知现状及影响因素 [J] . 中国儿童保健杂志 , 2023, 31(12): 1380-1385.

[51] 赵芮 , 张磊 , 富晓星 , 等 . 中国 11 省市青少年性与生殖健康知识、态度及行为调查 [J] . 中国公共卫生 , 2019, 35(10): 1330-1338.

[52] He N. Research progress in the epidemiology of HIV/AIDS in China[J] . China CDC Weekly, 2021, 3(48): 1022-1030.

[53] 国家卫生健康委等五部委 . 关于印发遏制艾滋病传播实施方案（2019-2022年）的通知 [EB/OL] . (2019-10-13) [2023-12-08] .https://www.gov.cn/zhengce/zhengceku/2019-11/13/content_5451669.htm.

[54] 刘小涛 . 基层艾滋病防治服务现状调查 [D] . 合肥 : 安徽医科大学 , 2017.

[55] 覃晓津 , 许文青 , 王洪源 , 等 . 中国三城市青少年艾滋病检测咨询服务现况调查 [J] . 中国艾滋病性病 , 2016, 22(8): 615-618.

[56] 殷文婷 , 刘惠 , 王小芳 , 等 . 四省份在校青年学生性行为 艾滋病知识及 HIV 检测分析 [J] . 中国艾滋病性病 , 2024, 30(3): 270-274.

[57] 潘玲 , 张大鹏 , 蔡凌萍 , 等 . 我国 15~24 岁有网约性行为青少年寻求性病艾滋病医疗服务意愿及相关因素分析 [J] . 中国公共卫生 , 2023, 39(2): 196-200.

[58] 黄金园，张海燕，顾华妍，等．重庆市校内校外青少年艾滋病知识 态度及防治服务需求对比分析 [J]．中国艾滋病性病，2023, 29(1): 98-101.

[59] 蔡颖．人工流产女性现状及流产后关爱对流产女性应用效果研究 [D]．广州：南方医科大学，2022.

[60] 茅群霞，吴尚纯，李来宝，等．我国部分地区青少年人工流产相关服务现状调查 [J]．中国计划生育学杂志，2019, 27(12): 1579-1584.

[61] 陈海楠，许洁霜．医务人员向未生育青少年提供长效可逆避孕措施的知信行研究 [J]．中国妇幼卫生杂志，2020, 11(5): 16-20, 26.

[62] 龚双燕，史毅，王晖，等．女性青少年对国家免费避孕药具知晓情况及影响因素分析 [J]．中国妇幼保健，2024, 39(2): 317-321.

[63] 梁海旭，赵中扬，王海滨，等．我国 43251 名青年学生避孕节育及生殖健康服务需求分析 [J]．现代预防医学，2020, 47(8): 1424-1429.

[64] Zhang X Y, Zou W X. Shattering the silence: Exploring the role of Chinese online sexual health influencers in promoting sex education[J]．Sex Education, 2025, 25(1): 95-110.

[65] Fine M, McClelland S I. Sexuality education and desire: Still missing after all these years[M] //The Critical Pedagogy Reader. New York: Routledge, 2023: 291-323.

[66] Zheng S S, Tong X Y, Wan D L, et al. Quality and reliability of liver cancer-related short Chinese videos on TikTok and bilibili: Cross-sectional content analysis study[J]．Journal of Medical Internet Research, 2023, 25: e47210.

[67] Bilibili.Bilibili 2024 年年度财报 [EB/OL]. (2024-03-30) [2024-07-14]．https://www.bilibili.com/finance/reports/2024.

[68] Gao Y, Feng Z L, Wang X Y, et al. Reinforcement learning based web crawler detection for diversity and dynamics[J]．Neurocomputing, 2023, 520: 115-128.

[69] Sundaram G, Berleant D. Automating systematic literature reviews with natural language processing and text mining: A systematic literature review[M] //Proceedings of Eighth International Congress on Information and Communication Technology. Singapore: Springer Nature Singapore, 2023: 73-92.

[70] Benesty J, Chen J D, Huang Y T, et al. Pearson correlation coefficient[M] // Noise Reduction in Speech Processing. Berlin, Heidelberg. Springer Berlin Heidelberg, 2009:1-4.

[71] Garg M, Kumar M. The structure of word co-occurrence network for microblogs[J] . Physica A: Statistical Mechanics and Its Applications, 2018, 512: 698-720.

[72] Zhou F F. Orality, multimodality and creativity in digital writing: Chinese users' experiences and practices with bullet comments onBilibili[J] . Social Semiotics, 2024, 34(3): 368-394.

[73] Cheng Z C, Li Y L. Like, comment, and share on TikTok: Exploring the effect of sentiment and second-person view on the user engagement with TikTok news videos[J] . Social Science Computer Review, 2024, 42(1): 201-223.

[74] Aminizadeh S, Heidari A, Toumaj S, et al. The applications of machine learning techniques in medical data processing based on distributed computing and the Internet of Things[J] . Computer Methods and Programs in Biomedicine, 2023, 241: 107745.